DAS GEHEIMNIS PERFEKTER HAUT

Der Umfassende Ratgeber für Hautpflege und Wohlbefinden

GENNIFER RED

Vorwort

Willkommen zu „Das Geheimnis Perfekter Haut: Der umfassende Leitfaden für Hautpflege und persönliches Wohlbefinden". In einer Welt, in der Schönheit und Gesundheit oft als oberflächliche Anliegen betrachtet werden, möchte dieses Buch eine tiefere Perspektive bieten. Es geht nicht nur darum, wie wir aussehen, sondern auch darum, wie wir uns fühlen und wie unsere Haut uns ein Gefühl von Selbstvertrauen und Wohlbefinden vermitteln kann.

Unsere Haut ist unser größtes Organ und dient als Schutzschild gegen die äußere Welt. Sie zeigt uns die ersten Anzeichen des Alterns, reagiert auf unsere Emotionen und spiegelt unseren allgemeinen Gesundheitszustand wider. Dennoch bleibt sie oft vernachlässigt und missverstanden. Dieses Buch wurde geschrieben, um dieses Verständnis zu ändern und Ihnen das Wissen und die Werkzeuge an die Hand zu geben, die Sie benötigen, um Ihre Haut in jeder Lebensphase optimal zu pflegen.

Egal, ob Sie ein Teenager sind, der mit Akne kämpft, in Ihren 30ern, wo erste Fältchen und feine Linien auftauchen, oder in Ihren 40ern und darüber hinaus, wo die Herausforderungen der Hautalterung intensiver werden – dieses Buch ist für Sie. Es bietet praxisnahe Ratschläge und wissenschaftlich fundierte Informationen, die Ihnen helfen, eine Hautpflegeroutine zu entwickeln, die auf Ihre individuellen Bedürfnisse zugeschnitten ist.

Wir werden tief in die Anatomie und Funktionen der Haut eintauchen, um ein solides Verständnis der biologischen Grundlagen zu schaffen. Von der Bestimmung Ihres Hauttyps bis hin zu den besten Methoden der Reinigung, Feuchtigkeitspflege und dem Schutz Ihrer Haut vor schädlichen Umwelteinflüssen – wir decken alle Aspekte der Hautpflege ab. Zudem werden wir die Rolle der Ernährung und des Lebensstils beleuchten und wie diese Faktoren Ihre Hautgesundheit beeinflussen können.

In einer Zeit, in der der Markt mit einer überwältigenden Anzahl von Hautpflegeprodukten und -behandlungen überschwemmt wird, möchten wir Ihnen helfen, fundierte Entscheidungen zu treffen. Wir werden die Vorteile natürlicher Produkte und DIY-Rezepte sowie die Wirksamkeit professioneller Behandlungen wie chemische Peelings und Mikrodermabrasion diskutieren.

Dieses Buch ist das Ergebnis umfassender Recherchen und der Zusammenarbeit mit führenden Dermatologen und Hautpflegeexperten. Unser Ziel ist es, Ihnen nicht nur Wissen zu vermitteln, sondern Sie auch zu inspirieren, Ihre Hautpflege als wichtigen Bestandteil Ihres täglichen Wohlbefindens zu betrachten.

Lassen Sie uns gemeinsam auf diese Reise gehen – hin zu einer gesünderen, strahlenderen und selbstbewussteren Version Ihrer selbst. Ihre Haut verdient die beste Pflege, und Sie verdienen das Wissen, wie Sie diese erreichen können.

Viel Freude beim Lesen und Pflegen!

Herzlichst,

Gennifer Red

Sommario

KAPITEL 1: EINFÜHRUNG IN DIE HAUTPFLEGE

1.1. Die Bedeutung der Hautpflege

Bedeutung der Haut für die allgemeine Gesundheit

Die Haut ist das größte Organ des menschlichen Körpers und erfüllt eine Vielzahl lebenswichtiger Funktionen, die über die bloße äußerliche Erscheinung hinausgehen. Sie bildet die erste Schutzbarriere gegen physische, chemische und mikrobielle Einflüsse. Diese Schutzfunktion ist entscheidend, um das Eindringen von Krankheitserregern und Schadstoffen in den Körper zu verhindern. Eine gut gepflegte Haut ist in der Lage, diese Barrierefunktion effektiv auszuführen, indem sie eine intakte und widerstandsfähige Schicht bildet, die Bakterien, Viren und andere Schadstoffe fernhält.

Ein weiterer wichtiger Aspekt der Hautgesundheit ist die Fähigkeit der Haut, die Körpertemperatur zu regulieren. Schweißdrüsen in der Haut ermöglichen es uns, durch Schwitzen bei hohen Temperaturen abzukühlen, während bei kaltem Wetter die Blutgefäße in der Haut sich verengen, um Wärme im Körper zu speichern. Eine gut gepflegte Haut kann diese Temperaturregulationsprozesse effizienter durchführen, da sie nicht durch abgestorbene Hautzellen, überschüssigen Talg oder andere Verunreinigungen blockiert ist.

Die Haut spielt auch eine wesentliche Rolle bei der Synthese von Vitamin D, das für die Knochengesundheit und das Immunsystem von entscheidender Bedeutung ist. Durch die

Exposition gegenüber Sonnenlicht wird in der Haut Vitamin D produziert, das dann in verschiedenen physiologischen Prozessen im Körper eine Rolle spielt. Eine gesunde, gut gepflegte Haut maximiert die Effizienz dieses Prozesses und trägt so zur allgemeinen Gesundheit bei.

Zusätzlich zur physischen Schutzfunktion hat die Haut auch sensorische Funktionen. Sie enthält eine Vielzahl von Rezeptoren, die auf Berührungen, Druck, Schmerz und Temperatur reagieren. Diese sensorischen Fähigkeiten sind wichtig, um uns vor Verletzungen zu schützen und uns gleichzeitig eine Verbindung zur Außenwelt zu ermöglichen. Eine gut gepflegte Haut gewährleistet, dass diese sensorischen Funktionen optimal funktionieren.

Nicht zu unterschätzen ist auch die Rolle der Haut in der Immunabwehr. Die Haut beherbergt eine Vielzahl von Immunzellen, die bei der Abwehr von Krankheitserregern helfen und an der Heilung von Wunden beteiligt sind. Eine gesunde Haut mit einer intakten Barriere kann besser auf Verletzungen reagieren und Infektionen verhindern.

Insgesamt trägt eine konsequente Hautpflege wesentlich dazu bei, die Haut gesund zu erhalten und ihre vielfältigen Funktionen zu unterstützen. Dies wirkt sich positiv auf die allgemeine Gesundheit aus und unterstreicht die Bedeutung, die wir der Hautpflege in unserem täglichen Leben beimessen sollten.

Einfluss der Haut auf das Selbstvertrauen und die Selbstachtung

Neben den gesundheitlichen Aspekten spielt die Haut auch eine entscheidende Rolle für unser Selbstvertrauen und unsere Selbstachtung. Die Haut ist das am sichtbarsten Organ und hat daher einen direkten Einfluss auf unser äußeres Erscheinungsbild und die Art und Weise, wie wir von anderen wahrgenommen werden. Hautprobleme wie Akne, Rötungen, Trockenheit oder ungleichmäßiger Hautton können unser Selbstbewusstsein erheblich beeinträchtigen und zu einem negativen Selbstbild führen.

Ein gesunder, klarer Teint hingegen kann das Selbstvertrauen stärken und das allgemeine Wohlbefinden verbessern. Menschen, die mit ihrer Haut zufrieden sind, neigen dazu, sich wohler in ihrer Haut zu fühlen und strahlen dies auch nach außen aus. Dies kann sich positiv auf soziale Interaktionen, berufliche Möglichkeiten und das allgemeine Lebensgefühl auswirken.

Hautpflege kann auch als eine Form der Selbstfürsorge betrachtet werden, die zur emotionalen Gesundheit beiträgt. Das tägliche Ritual der Hautpflege bietet eine Gelegenheit, sich Zeit für sich selbst zu nehmen, sich zu entspannen und Achtsamkeit zu üben. Diese Routine kann einen beruhigenden und stressabbauenden Effekt haben, der über die bloße Pflege der Haut hinausgeht und das allgemeine Wohlbefinden fördert.

Die Auswirkungen von Hautproblemen auf das Selbstvertrauen sind gut dokumentiert. Studien haben gezeigt, dass Menschen mit Hautproblemen wie Akne häufig unter sozialer Angst und geringem Selbstwertgefühl leiden. Diese emotionalen Belastungen können zu sozialem Rückzug und Isolation führen. Indem wir uns aktiv um unsere Haut kümmern und Probleme wie Akne oder Rötungen behandeln, können wir nicht nur das Erscheinungsbild unserer Haut verbessern, sondern auch unser emotionales Wohlbefinden stärken.

Langfristige Hautpflege trägt auch zur Prävention von Hautalterung bei, was ebenfalls einen erheblichen Einfluss auf das Selbstvertrauen haben kann. Falten, feine Linien und Pigmentflecken sind oft Anzeichen von Hautalterung, die das äußere Erscheinungsbild beeinträchtigen können. Durch die Anwendung geeigneter Hautpflegeprodukte und -techniken können wir diese Anzeichen minimieren und ein jugendliches, frisches Aussehen bewahren. Dies kann dazu beitragen, dass wir uns selbstbewusster und attraktiver fühlen.

Zusammenfassend lässt sich sagen, dass die Hautpflege nicht nur einen erheblichen Einfluss auf die körperliche Gesundheit hat, sondern auch eine wichtige Rolle für unser psychisches Wohlbefinden und unser Selbstwertgefühl spielt. Indem wir unsere Haut regelmäßig und sorgfältig pflegen, investieren wir in unser eigenes Wohlbefinden und schaffen die Grundlage für ein selbstbewusstes und positives Lebensgefühl.

Die Bedeutung der Hautpflege erstreckt sich über viele Bereiche unseres Lebens. Eine gesunde Haut trägt nicht nur zur allgemeinen Gesundheit bei, indem sie als Schutzbarriere und Temperatursensor dient, sondern hat auch einen tiefgreifenden Einfluss auf unser Selbstvertrauen und unsere Selbstachtung. Durch eine konsequente und bewusste Hautpflege können wir das Erscheinungsbild unserer Haut verbessern, Hautprobleme vermeiden und unser emotionales Wohlbefinden fördern. In den folgenden Kapiteln dieses Buches werden wir detailliert auf die verschiedenen Aspekte der Hautpflege eingehen und Ihnen das Wissen und die Werkzeuge an die Hand geben, die Sie benötigen, um Ihre Haut optimal zu pflegen und Ihre Ziele für ein gesundes, strahlendes Aussehen zu erreichen.

1.2. Ziele des Buches

Beschreibung der Ziele

Dieses Buch wurde mit dem klaren Ziel geschrieben, Ihnen die notwendigen Informationen und Werkzeuge zur Verfügung zu stellen, um Ihre Haut optimal zu pflegen und Ihr allgemeines Wohlbefinden zu steigern. Die Hauptziele dieses Buches sind:

1. **Wissenserweiterung**:

Eines der zentralen Ziele dieses Buches ist es, Ihr Verständnis für die Haut und ihre Pflege zu vertiefen. Wir werden die Struktur und Funktionen der Haut detailliert erklären und Ihnen helfen, die verschiedenen Hauttypen und ihre spezifischen Bedürfnisse zu erkennen. Mit diesem Wissen können Sie fundierte Entscheidungen über Ihre Hautpflegeroutine treffen und die Produkte auswählen, die am besten zu Ihrer Haut passen.

2. **Praktische Anleitungen**:

Neben theoretischem Wissen bietet dieses Buch praktische Anleitungen und Tipps für die tägliche Hautpflege. Wir zeigen Ihnen, wie Sie eine effektive Hautpflegeroutine erstellen, welche Produkte Sie verwenden sollten und wie Sie diese richtig anwenden. Durch klare und einfache Schrittfür-Schritt-Anleitungen können Sie die besten Ergebnisse erzielen und Ihre Haut in Bestform halten.

3. **Lösungen für Hautprobleme**:

Ein weiteres Ziel dieses Buches ist es, Lösungen für häufige Hautprobleme anzubieten. Wir werden uns mit Themen wie Akne, vorzeitiger Hautalterung und empfindlicher Haut befassen und Ihnen zeigen, wie Sie diese Probleme effektiv behandeln und vorbeugen können. Durch gezielte Tipps und Empfehlungen möchten wir Ihnen helfen, eine gesunde und strahlende Haut zu erreichen.

4. **Ganzheitlicher Ansatz**:

Die Hautpflege ist ein wichtiger Bestandteil des allgemeinen Wohlbefindens. Daher verfolgt dieses Buch einen ganzheitlichen Ansatz, der nicht nur die äußere Pflege der Haut, sondern auch Aspekte wie Ernährung, Stressbewältigung und gesunde Lebensgewohnheiten umfasst. Indem wir diese Bereiche in unsere Hautpflegeroutine integrieren, können wir die Gesundheit unserer Haut und unseres gesamten Körpers verbessern.

Was die Leser erwarten können

Indem Sie dieses Buch lesen, können Sie erwarten, umfassende und fundierte Informationen zu erhalten, die Ihnen helfen, Ihre Hautpflegeziele zu erreichen. Hier ist, was Sie von den einzelnen Kapiteln erwarten können:

1. **Einführung in die Hautpflege**:

Sie werden die grundlegende Bedeutung der Hautpflege verstehen und erfahren, wie wichtig sie für Ihre allgemeine Gesundheit und Ihr Wohlbefinden ist. Dieses Kapitel wird

Ihnen helfen, die Grundlagen zu legen und sich auf die folgenden Themen vorzubereiten.

2. **Die Haut verstehen**:

Dieses Kapitel wird Ihnen helfen, die verschiedenen Hauttypen zu erkennen und die spezifischen Bedürfnisse Ihrer eigenen Haut zu identifizieren. Sie lernen, wie Sie Ihren Hauttyp bestimmen und welche Produkte und Techniken am besten für Sie geeignet sind.

3. **Struktur und Funktionen der Haut**:

Hier werden Sie die verschiedenen Schichten der Haut und ihre jeweiligen Funktionen kennenlernen. Dieses Wissen ist entscheidend, um zu verstehen, wie verschiedene Pflegeprodukte und Behandlungen auf die Haut wirken.

4. **Tägliche Hautpflegeroutine**:

Dieses Kapitel bietet praktische Anleitungen für die tägliche Hautpflege, einschließlich Reinigung, Peeling, Feuchtigkeitspflege und Sonnenschutz. Sie lernen, wie Sie eine effektive Routine erstellen, die auf Ihren Hauttyp und Ihre spezifischen Bedürfnisse abgestimmt ist.

5. **Häufige Hautprobleme und Lösungen**:

In diesem Kapitel werden häufige Hautprobleme wie Akne, vorzeitige Hautalterung und empfindliche Haut behandelt. Sie erhalten konkrete Lösungen und Empfehlungen, um diese Probleme zu bewältigen und Ihre Haut gesund zu halten.

6. **Natürliche Hautpflegeprodukte**:

Sie werden die Vorteile natürlicher Hautpflegeprodukte kennenlernen und erfahren, wie Sie selbstgemachte Masken, Toner und Peelings herstellen können. Dieses Kapitel bietet praktische Rezepte und Tipps für diejenigen, die natürliche Alternativen bevorzugen.

7. **Ernährung und Haut**:

Dieses Kapitel erklärt, wie Ihre Ernährung Ihre Hautgesundheit beeinflusst. Sie lernen, welche Nährstoffe für eine gesunde Haut wichtig sind und welche Lebensmittel Sie vermeiden sollten, um Hautprobleme zu verhindern.

8. **Stress und Hautgesundheit**:

Sie erfahren, wie Stress Ihre Haut beeinflusst und welche Techniken zur Stressbewältigung Ihnen helfen können, Ihre Haut gesund zu halten. Dieses Kapitel bietet praktische Ratschläge zur Reduzierung von Stress und zur Verbesserung Ihres allgemeinen Wohlbefindens.

9. **Hautpflege für verschiedene Altersgruppen**:

In diesem Kapitel wird auf die spezifischen Hautpflegebedürfnisse verschiedener Altersgruppen eingegangen. Sie lernen, wie Sie Ihre Hautpflege an Ihr Alter anpassen und welche Produkte und Techniken für Ihre jeweilige Lebensphase am besten geeignet sind.

10. **Professionelle Hautbehandlungen**:

Dieses Kapitel bietet einen Überblick über verschiedene professionelle Hautbehandlungen und erklärt, wie Sie einen qualifizierten Fachmann auswählen. Sie erfahren, welche

Behandlungen für welche Hautprobleme geeignet sind und worauf Sie bei der Auswahl eines Hautpflegeexperten achten sollten.

Dieses Buch ist darauf ausgelegt, Ihnen ein umfassendes Verständnis der Hautpflege zu vermitteln und Ihnen die Werkzeuge an die Hand zu geben, die Sie benötigen, um Ihre Haut in Bestform zu halten. Mit detaillierten Informationen, praktischen Anleitungen und einem ganzheitlichen Ansatz möchten wir Ihnen helfen, Ihre Hautpflegeziele zu erreichen und ein gesundes, strahlendes Aussehen zu bewahren. Egal, ob Sie mit Hautproblemen zu kämpfen haben oder einfach nur Ihre Hautpflegeroutine optimieren möchten – dieses Buch bietet Ihnen die Unterstützung und das Wissen, die Sie benötigen, um Ihre Haut optimal zu pflegen und Ihr Wohlbefinden zu steigern.

KAPITEL 2: DIE HAUT VERSTEHEN

2.1. Hauttypen

Normale Haut

Einleitung

Normale Haut, auch als eudermische Haut bekannt, ist der Idealzustand, den viele Menschen anstreben. Sie ist weder zu trocken noch zu fettig und hat ein ausgewogenes Feuchtigkeitsniveau. Normale Haut sieht gesund und strahlend aus und ist weniger anfällig für Hautprobleme wie Akne oder Trockenheit.

Eigenschaften der normalen Haut

Normale Haut hat eine glatte, weiche Textur ohne sichtbare Poren oder Unregelmäßigkeiten. Sie fühlt sich geschmeidig an und hat einen gleichmäßigen Hautton. Da normale Haut gut hydratisiert ist, erscheint sie oft rosig und strahlend. Die Talgproduktion ist ausgewogen, was bedeutet, dass die Haut weder fettig noch trocken wirkt.

Pflege der normalen Haut

Obwohl normale Haut weniger Pflege erfordert als andere Hauttypen, ist es dennoch wichtig, eine regelmäßige Pflegeroutine beizubehalten, um ihre Gesundheit und ihr Aussehen zu erhalten. Hier sind einige Tipps für die Pflege normaler Haut:

1. **Reinigung**: Verwenden Sie ein mildes Reinigungsmittel, um Schmutz und überschüssiges Öl zu entfernen, ohne die Haut auszutrocknen. Eine

sanfte Reinigung am Morgen und Abend ist ausreichend.

2. **Feuchtigkeitspflege**: Auch normale Haut benötigt Feuchtigkeit. Verwenden Sie eine leichte, nicht fettende Feuchtigkeitscreme, um die Haut geschmeidig zu halten.

3. **Sonnenschutz**: Tragen Sie täglich Sonnenschutz auf, um die Haut vor UV-Schäden zu schützen und vorzeitiger Hautalterung vorzubeugen.

4. **Ausgewogene Ernährung**: Eine gesunde Ernährung, reich an Vitaminen und Mineralstoffen, unterstützt die Gesundheit der Haut.

Herausforderungen und Lösungen

Auch normale Haut kann gelegentlich Probleme haben, insbesondere wenn sie äußeren Stressfaktoren ausgesetzt ist oder wenn die Pflege vernachlässigt wird. Hier sind einige häufige Herausforderungen und deren Lösungen:

1. **Unreinheiten**: Auch normale Haut kann hin und wieder Unreinheiten entwickeln. Eine regelmäßige, sanfte Exfoliation kann helfen, verstopfte Poren zu verhindern.

2. **Umweltfaktoren**: Extreme Wetterbedingungen können die Haut austrocknen oder irritieren. In solchen Fällen kann eine reichhaltigere Feuchtigkeitscreme oder der zusätzliche Schutz durch Gesichtsmasken helfen.

Trockene Haut

Einleitung

Trockene Haut, auch als Xerosis bekannt, ist durch eine unzureichende Talgproduktion gekennzeichnet, was zu einem Mangel an Feuchtigkeit und einer geschwächten Hautbarriere führt. Diese Haut neigt dazu, rau, schuppig und manchmal sogar rissig zu werden, was zu Unbehagen und einem erhöhten Risiko für Hautirritationen führt.

Eigenschaften der trockenen Haut

Trockene Haut fühlt sich oft straff, rau und uneben an. Sie kann ein mattes, stumpfes Aussehen haben und neigt dazu, leicht zu schuppen. Bei extremen Bedingungen kann trockene Haut auch rissig werden und kleine Risse oder Fissuren aufweisen. Betroffene haben oft das Gefühl, dass ihre Haut ständig Feuchtigkeit benötigt.

Pflege der trockenen Haut

Die Pflege trockener Haut erfordert spezielle Maßnahmen, um die Hautbarriere zu stärken und die Feuchtigkeitszufuhr zu maximieren. Hier sind einige Tipps für die Pflege trockener Haut:

1. **Sanfte Reinigung**: Verwenden Sie ein feuchtigkeitsspendendes Reinigungsmittel, das die Haut nicht zusätzlich austrocknet. Vermeiden Sie heißes Wasser, da es die Haut weiter austrocknen kann.

2. **Intensive Feuchtigkeitszufuhr**: Tragen Sie regelmäßig eine reichhaltige, fettbasierte Feuchtigkeitscreme oder Lotion auf. Produkte mit Inhaltsstoffen wie

Hyaluronsäure, Glycerin und Ceramiden sind besonders hilfreich.

3. **Vermeidung von Reizstoffen**: Vermeiden Sie Produkte mit Alkohol, Duftstoffen und anderen potenziell reizenden Inhaltsstoffen, die die Haut austrocknen können.

4. **Sonnenschutz**: Auch trockene Haut benötigt täglichen Sonnenschutz, um vor UV-Schäden geschützt zu sein.

5. **Luftbefeuchter**: In trockenen Klimazonen oder während der Heizperiode kann ein Luftbefeuchter helfen, die Luftfeuchtigkeit in Innenräumen zu erhöhen und die Hautfeuchtigkeit zu bewahren.

Herausforderungen und Lösungen

Trockene Haut kann zu verschiedenen Problemen führen, die besondere Aufmerksamkeit erfordern:

1. **Juckreiz und Irritationen**: Trockene Haut kann oft jucken und gereizt sein. Das Auftragen einer beruhigenden, feuchtigkeitsspendenden Creme kann Linderung verschaffen.

2. **Schuppenbildung**: Regelmäßiges sanftes Peeling kann helfen, abgestorbene Hautzellen zu entfernen und die Haut glatt und weich zu halten.

3. **Risse und Fissuren**: Bei extrem trockener Haut können Risse entstehen, die schmerzhaft und anfällig für Infektionen sind. Verwenden Sie spezielle Salben oder Balsame, um diese Bereiche zu behandeln und zu schützen.

Fettige Haut

Einleitung

Fettige Haut, auch als seborrhoische Haut bekannt, ist durch eine übermäßige Produktion von Talg (Sebum) gekennzeichnet. Diese Haut neigt dazu, glänzend zu erscheinen und hat oft sichtbare, vergrößerte Poren. Fettige Haut ist auch anfälliger für Akne und andere Hautunreinheiten.

Eigenschaften der fettigen Haut

Fettige Haut wirkt oft glänzend, besonders in der T-Zone (Stirn, Nase und Kinn). Die Poren sind meist vergrößert und deutlich sichtbar. Aufgrund der übermäßigen Talgproduktion ist fettige Haut anfälliger für Mitesser, Pickel und andere Formen von Akne. Sie fühlt sich oft ölig und schwer an, besonders am Ende des Tages.

Pflege der fettigen Haut

Die Pflege fettiger Haut erfordert spezielle Produkte und Techniken, um die Talgproduktion zu kontrollieren und Hautunreinheiten vorzubeugen. Hier sind einige Tipps für die Pflege fettiger Haut:

1. **Sanfte Reinigung**: Verwenden Sie ein mildes, schäumendes Reinigungsmittel, um überschüssiges Öl zu entfernen, ohne die Haut auszutrocknen. Reinigen Sie Ihr Gesicht zweimal täglich, um die Poren sauber zu halten.

2. **Ölfreie Feuchtigkeitscremes**: Auch fettige Haut benötigt Feuchtigkeit. Wählen Sie leichte, ölfreie

Feuchtigkeitscremes, die die Haut hydratisieren, ohne sie fettig zu machen.

3. **Nicht komedogene Produkte**: Verwenden Sie nicht komedogene (porenfreundliche) Produkte, die die Poren nicht verstopfen und Hautunreinheiten vorbeugen.

4. **Mattierende Produkte**: Produkte mit mattierendem Effekt können helfen, überschüssigen Glanz zu kontrollieren und das Hautbild zu verbessern.

5. **Regelmäßiges Peeling**: Ein sanftes Peeling ein- bis zweimal pro Woche kann helfen, abgestorbene Hautzellen zu entfernen und die Poren sauber zu halten.

Herausforderungen und Lösungen

Fettige Haut kann oft schwierig zu handhaben sein und erfordert besondere Aufmerksamkeit:

1. **Akne und Unreinheiten**: Fettige Haut ist anfälliger für Akne. Verwenden Sie Produkte mit Salicylsäure oder Benzoylperoxid, um Akne zu behandeln und neuen Ausbrüchen vorzubeugen.

2. **Glanzkontrolle**: Mattierende Puder oder Blotting Papers können helfen, überschüssigen Glanz tagsüber zu kontrollieren.

3. **Porengröße**: Vergrößerte Poren können durch regelmäßige Anwendung von Tonern oder Masken mit Tonerde reduziert werden.

Mischhaut

Einleitung

Mischhaut ist eine Kombination aus mehreren Hauttypen und erfordert daher eine spezielle Pflege, die auf die unterschiedlichen Bedürfnisse der verschiedenen Gesichtspartien abgestimmt ist. Mischhaut ist in der Regel durch eine fettige T-Zone und trockene oder normale Wangen gekennzeichnet.

Eigenschaften der Mischhaut

Mischhaut weist sowohl Merkmale fettiger als auch trockener Haut auf. Die T-Zone (Stirn, Nase und Kinn) neigt dazu, ölig und glänzend zu sein, während die Wangenpartien eher trocken oder normal sind. Diese Hauttypenkombination kann es schwierig machen, eine einheitliche Hautpflegeroutine zu finden, die alle Bedürfnisse abdeckt.

Pflege der Mischhaut

Die Pflege der Mischhaut erfordert eine Kombination von Produkten und Techniken, die sowohl die fettigen als auch die trockenen Bereiche des Gesichts ansprechen. Hier sind einige Tipps für die Pflege der Mischhaut:

1. **Ausgleichende Reinigung**: Verwenden Sie ein mildes Reinigungsmittel, das überschüssiges Öl in der T-Zone entfernt, ohne die Wangenpartien auszutrocknen. Eine sanfte Reinigung zweimal täglich ist ideal.

2. **Gezielte Feuchtigkeitspflege**: Verwenden Sie leichtere Feuchtigkeitscremes in der T-Zone und reichhaltigere Produkte auf den Wangen. Dies hilft,

das Gleichgewicht zwischen den verschiedenen Hauttypen zu wahren.

3. **Regelmäßiges Peeling**: Ein sanftes Peeling ein- bis zweimal pro Woche kann helfen, abgestorbene Hautzellen zu entfernen und das Hautbild zu verbessern. Achten Sie darauf, ein Produkt zu wählen, das nicht zu aggressiv ist.

4. **T-Zonen-Behandlung**: Verwenden Sie mattierende Produkte oder Toner speziell für die T-Zone, um überschüssigen Glanz zu kontrollieren und die Poren sauber zu halten.

5. **Sonnenschutz**: Tragen Sie täglich Sonnenschutz auf, um alle Hautpartien vor UV-Schäden zu schützen.

Herausforderungen und Lösungen

Mischhaut erfordert eine sorgfältig abgestimmte Pflegeroutine, um die unterschiedlichen Bedürfnisse der Haut zu erfüllen:

1. **Ölige T-Zone**: Kontrollieren Sie den Glanz in der T-Zone mit mattierenden Produkten und ölfreien Feuchtigkeitscremes.

2. **Trockene Wangen**: Halten Sie die Wangenpartien hydratisiert mit reichhaltigeren Feuchtigkeitscremes und vermeiden Sie aggressive Reinigungsmittel.

3. **Produktauswahl**: Wählen Sie Produkte, die für Mischhaut geeignet sind und auf die spezifischen Bedürfnisse der verschiedenen Gesichtspartien eingehen.

Die Hautpflege erfordert ein tiefes Verständnis der eigenen Haut und ihrer spezifischen Bedürfnisse. Unabhängig davon, ob Sie normale, trockene, fettige oder Mischhaut haben, ist es wichtig, eine Pflegeroutine zu entwickeln, die Ihre Haut gesund und strahlend hält. In den folgenden Kapiteln dieses Buches werden wir detailliert auf die verschiedenen Aspekte der Hautpflege eingehen und Ihnen helfen, die besten Produkte und Techniken für Ihren Hauttyp zu finden.

2.2. Bestimmung des Hauttyps

Methoden zur Bestimmung des eigenen Hauttyps

Die Bestimmung des eigenen Hauttyps ist der erste und wichtigste Schritt auf dem Weg zu einer effektiven Hautpflegeroutine. Der Hauttyp bestimmt, welche Produkte und Behandlungen am besten für Ihre Haut geeignet sind. Es gibt mehrere Methoden, um den eigenen Hauttyp zu bestimmen:

1. Die Beobachtungsmethode

Die einfachste Methode, um Ihren Hauttyp zu bestimmen, ist die Beobachtung. Schauen Sie sich Ihre Haut in einem gut beleuchteten Raum an und achten Sie auf folgende Merkmale:

- **Normale Haut**: Wenn Ihre Haut glatt und gleichmäßig ist, ohne sichtbare Poren, trockene Stellen oder übermäßigen Glanz, haben Sie wahrscheinlich normale Haut. Diese Haut fühlt sich weder fettig noch trocken an und reagiert selten empfindlich.

- **Trockene Haut**: Wenn Ihre Haut oft gespannt, rau oder schuppig ist, handelt es sich wahrscheinlich um trockene Haut. Diese Haut neigt dazu, Feuchtigkeit zu verlieren und kann leicht rissig werden.

- **Fettige Haut**: Wenn Ihre Haut glänzend ist, insbesondere in der T-Zone (Stirn, Nase, Kinn), und Sie oft mit Mitessern oder Akne zu kämpfen haben, haben Sie wahrscheinlich fettige Haut. Diese Haut produziert überschüssigen Talg.

- **Mischhaut**: Wenn Ihre Haut in der T-Zone fettig und an den Wangen trocken oder normal ist, haben Sie wahrscheinlich Mischhaut. Diese Haut hat eine Kombination aus fettigen und trockenen Bereichen.

2. Die Reinigungstest-Methode

Eine weitere Methode zur Bestimmung des Hauttyps ist der Reinigungstest. Folgen Sie diesen Schritten:

1. Reinigen Sie Ihr Gesicht gründlich mit einem milden Reinigungsmittel und tupfen Sie es trocken.

2. Warten Sie 30 Minuten ohne weitere Produkte aufzutragen.

3. Beobachten Sie Ihre Haut.

- **Normale Haut**: Ihre Haut fühlt sich weich und geschmeidig an, ohne Spannung oder Glanz.

- **Trockene Haut**: Ihre Haut fühlt sich straff und trocken an.

- **Fettige Haut**: Ihre Haut glänzt, besonders in der T-Zone.

- **Mischhaut**: Ihre T-Zone glänzt, aber Ihre Wangen fühlen sich trocken oder normal an.

3. Die Blotting-Papier-Methode

Diese Methode ist besonders nützlich, um fettige Haut zu identifizieren:

1. Drücken Sie ein Stück Blotting-Papier auf verschiedene Bereiche Ihres Gesichts (Stirn, Nase, Kinn, Wangen).

2. Halten Sie das Papier gegen das Licht und schauen Sie, wie viel Öl aufgenommen wurde.

- **Normale Haut**: Das Papier zeigt wenig bis kein Öl.

- **Trockene Haut**: Das Papier zeigt kein Öl.

- **Fettige Haut**: Das Papier ist deutlich ölig, besonders aus der T-Zone.

- **Mischhaut**: Das Papier zeigt Öl aus der T-Zone, aber wenig bis kein Öl aus den Wangen.

4. Die professionelle Hautanalyse

Für die genaueste Bestimmung des Hauttyps empfiehlt sich eine professionelle Hautanalyse bei einem Dermatologen oder einer Kosmetikerin. Diese Fachleute verwenden spezielle Geräte und Techniken, um die Haut genau zu analysieren und den Hauttyp sowie spezifische Hautprobleme zu identifizieren. Eine professionelle Hautanalyse kann auch helfen, Hautprobleme frühzeitig zu erkennen und geeignete Behandlungen vorzuschlagen.

Bedeutung der korrekten Bestimmung

Die korrekte Bestimmung des Hauttyps ist von entscheidender Bedeutung, da sie die Grundlage für eine erfolgreiche Hautpflege bildet. Ein falsch eingeschätzter Hauttyp kann zu der Verwendung ungeeigneter Produkte führen, die die Hautprobleme verschlimmern oder neue Probleme verursachen können.

1. Optimierung der Hautpflegeroutine

Eine auf den Hauttyp abgestimmte Hautpflegeroutine kann dazu beitragen, die Haut in bestmöglichem Zustand zu halten. Zum Beispiel benötigen Menschen mit trockener Haut reichhaltige, feuchtigkeitsspendende Produkte, während Personen mit fettiger Haut leichtere, ölfreie Produkte bevorzugen sollten. Mischhaut erfordert eine Kombination von Produkten, um sowohl die fettigen als auch die trockenen Bereiche des Gesichts zu pflegen.

2. Vermeidung von Hautirritationen

Die Verwendung falscher Produkte kann zu Hautirritationen führen. Zum Beispiel können Produkte für fettige Haut aggressive Inhaltsstoffe enthalten, die trockene Haut noch mehr austrocknen. Umgekehrt können reichhaltige Cremes für trockene Haut bei fettiger Haut Poren verstopfen und Akne verschlimmern. Die korrekte Bestimmung des Hauttyps hilft, solche Probleme zu vermeiden und die Haut gesund zu halten.

3. Effiziente Behandlung von Hautproblemen

Viele Hautprobleme wie Akne, Rosacea oder Ekzeme sind hauttypspezifisch. Ein korrekt bestimmter Hauttyp ermöglicht eine gezielte Behandlung dieser Probleme. Zum Beispiel erfordert fettige, zu Akne neigende Haut spezielle Reinigungs- und Pflegeprodukte, während trockene, empfindliche Haut sanfte, feuchtigkeitsspendende Produkte benötigt.

4. Langfristige Hautgesundheit

Die richtige Hautpflege ist eine Investition in die langfristige Gesundheit und das Aussehen Ihrer Haut. Indem Sie Ihren Hauttyp korrekt bestimmen und entsprechende Pflegeprodukte verwenden, können Sie die Hautalterung verlangsamen, Hautprobleme verhindern und Ihre Haut jung und strahlend halten. Eine gut gepflegte Haut ist widerstandsfähiger gegen äußere Einflüsse und regeneriert sich schneller.

5. Kostenersparnis

Durch die genaue Kenntnis Ihres Hauttyps können Sie gezielt Produkte auswählen, die tatsächlich für Ihre Haut geeignet sind. Dies verhindert, dass Sie unnötig Geld für Produkte ausgeben, die nicht funktionieren oder Ihre Hautprobleme sogar verschlimmern. Eine gezielte Produktauswahl spart nicht nur Geld, sondern auch Zeit und Frustration.

Die Bestimmung des eigenen Hauttyps ist ein unerlässlicher Schritt für eine effektive und gesunde Hautpflege. Verschiedene Methoden wie die Beobachtungsmethode, der Reinigungstest, die Blotting-Papier-Methode und die professionelle Hautanalyse bieten Möglichkeiten, den eigenen Hauttyp genau zu identifizieren. Die korrekte Bestimmung des Hauttyps ermöglicht die Optimierung der Hautpflegeroutine, vermeidet Hautirritationen, behandelt

Hautprobleme effizient und fördert die langfristige Hautgesundheit. Indem Sie Ihren Hauttyp kennen und die entsprechenden Pflegeprodukte verwenden, können Sie Ihre Haut in bestmöglichem Zustand halten und ein gesundes, strahlendes Aussehen bewahren.

Die Investition in die Bestimmung Ihres Hauttyps zahlt sich langfristig aus, da sie Ihnen hilft, fundierte Entscheidungen über Ihre Hautpflege zu treffen und Ihre Hautbedürfnisse gezielt zu adressieren. In den folgenden Kapiteln dieses Buches werden wir tiefer in die spezifischen Bedürfnisse der verschiedenen Hauttypen eintauchen und Ihnen detaillierte Anleitungen und Tipps geben, wie Sie Ihre Haut optimal pflegen können.

KAPITEL 3: STRUKTUR UND FUNKTIONEN DER HAUT

3.1. Hautschichten

Epidermis

Einführung in die Epidermis

Die Epidermis ist die äußerste Schicht der Haut und bildet die direkte Barriere zwischen unserem Körper und der Umwelt. Diese Schicht ist relativ dünn, jedoch von entscheidender Bedeutung, da sie uns vor schädlichen Einflüssen schützt und viele wichtige Funktionen erfüllt.

Aufbau der Epidermis

Die Epidermis besteht hauptsächlich aus Keratinozyten, die sich in fünf spezifischen Schichten anordnen:

1. **Stratum basale (Basalschicht)**: Dies ist die innerste Schicht der Epidermis, in der kontinuierlich neue Keratinozyten gebildet werden. Diese Zellen wandern nach oben und durchlaufen dabei mehrere Transformationsprozesse. In dieser Schicht befinden sich auch die Melanozyten, die für die Produktion des Pigments Melanin verantwortlich sind. Melanin schützt die Haut vor UV-Strahlung.

2. **Stratum spinosum (Stachelzellschicht)**: In dieser Schicht beginnen die Keratinozyten, sich zu differenzieren und zu vernetzen. Die Zellen haben stachelige Fortsätze, die ihnen ihren Namen geben.

Hier werden auch Langerhans-Zellen gefunden, die eine wichtige Rolle im Immunsystem der Haut spielen.

3. **Stratum granulosum (Körnerschicht)**: In dieser Schicht beginnen die Keratinozyten, Granula zu produzieren, die Lipide und andere Substanzen enthalten, die für die Bildung der Barrierefunktion der Haut notwendig sind. Diese Schicht ist entscheidend für die Wasserdichtigkeit der Haut.

4. **Stratum lucidum (Glanzschicht)**: Diese Schicht ist nur in besonders dicker Haut, wie an den Handflächen und Fußsohlen, vorhanden. Sie besteht aus flachen, dicht gepackten Zellen, die eine zusätzliche Schutzbarriere bilden.

5. **Stratum corneum (Hornschicht)**: Die äußerste Schicht der Epidermis besteht aus abgestorbenen Keratinozyten, die zu Korneozyten geworden sind. Diese Schicht schützt die darunterliegenden Schichten vor mechanischen Einflüssen, Keimen und chemischen Substanzen. Die Zellen des Stratum corneum schilfern ständig ab und werden durch neue Zellen aus den tieferen Schichten ersetzt.

Funktionen der Epidermis

Die Epidermis erfüllt mehrere wichtige Funktionen:

1. **Schutz**: Sie bildet eine Barriere gegen mechanische Schäden, pathogene Mikroorganismen und chemische Substanzen.

2. **Wasserdichtigkeit**: Durch die Lipide im Stratum granulosum und die dichten Zellverbindungen wird verhindert, dass Wasser aus dem Körper verdunstet.

3. **UV-Schutz**: Melanin in den Melanozyten schützt vor schädlicher UV-Strahlung.

4. **Immunfunktion**: Die Langerhans-Zellen erkennen und präsentieren Antigene, die eine Immunantwort auslösen können.

5. **Sensorische Funktionen**: Nervenendigungen in der Epidermis reagieren auf Berührungen, Druck und Temperaturveränderungen.

Hautpflege für die Epidermis

Um die Gesundheit der Epidermis zu erhalten, ist eine regelmäßige Hautpflege unerlässlich. Dies umfasst:

1. **Reinigung**: Entfernen von Schmutz und überschüssigem Talg, ohne die Haut auszutrocknen.

2. **Feuchtigkeitspflege**: Aufrechterhaltung des Feuchtigkeitsgehalts der Haut durch geeignete Feuchtigkeitscremes.

3. **Sonnenschutz**: Schutz vor UV-Strahlen durch das tägliche Auftragen von Sonnenschutzmitteln.

4. **Peeling**: Regelmäßiges Entfernen abgestorbener Hautzellen, um die Haut glatt und gesund zu halten.

Dermis

Einführung in die Dermis

Die Dermis liegt unter der Epidermis und ist eine dickere, festere Hautschicht, die hauptsächlich aus Bindegewebe besteht. Diese Schicht verleiht der Haut ihre Festigkeit und Elastizität und enthält wichtige Strukturen wie Blutgefäße, Nerven, Haarfollikel und Drüsen.

Aufbau der Dermis

Die Dermis besteht aus zwei Hauptschichten:

1. **Stratum papillare (Papillarschicht)**: Diese oberste Schicht der Dermis bildet die wellenartige Grenze zur Epidermis. Sie enthält viele kleine Blutgefäße, die die Epidermis mit Nährstoffen versorgen, sowie Nervenzellen, die Berührungen und Druck wahrnehmen.

2. **Stratum reticulare (Netzschicht)**: Dies ist die tiefere und dickere Schicht der Dermis, die aus dichtem, unregelmäßigem Bindegewebe besteht. Diese Schicht verleiht der Haut ihre strukturelle Festigkeit und Elastizität durch das Vorhandensein von Kollagen- und Elastinfasern.

Funktionen der Dermis

Die Dermis erfüllt viele wichtige Funktionen:

1. **Stütze und Elastizität**: Das Bindegewebe der Dermis verleiht der Haut ihre Festigkeit und Flexibilität, die notwendig sind, um mechanischen Belastungen standzuhalten.

2. **Versorgung der Epidermis**: Die Blutgefäße in der Dermis versorgen die Epidermis mit Sauerstoff und Nährstoffen und entfernen Abfallprodukte.

3. **Thermoregulation**: Die Blutgefäße in der Dermis spielen eine wichtige Rolle bei der Regulierung der Körpertemperatur durch Erweiterung oder Verengung der Gefäße.

4. **Sensorische Funktionen**: Nervenendigungen in der Dermis reagieren auf Berührungen, Druck, Schmerz und Temperaturveränderungen.

5. **Wundheilung**: Die Dermis enthält Zellen, die bei der Heilung von Hautverletzungen eine wichtige Rolle spielen, wie Fibroblasten, die neues Bindegewebe produzieren.

Hautpflege für die Dermis

Die Pflege der Dermis erfordert eine gesunde Lebensweise und die Verwendung geeigneter Hautpflegeprodukte:

1. **Hydratation**: Trinken Sie ausreichend Wasser, um die Hydratation der Haut zu unterstützen.

2. **Ernährung**: Eine ausgewogene Ernährung, reich an Vitaminen und Mineralstoffen, unterstützt die Gesundheit der Dermis.

3. **Vermeidung von UV-Schäden**: Verwenden Sie Sonnenschutzmittel, um die Kollagen- und Elastinfasern vor UV-Schäden zu schützen.

4. **Regelmäßige Pflege**: Verwenden Sie Hautpflegeprodukte, die die Produktion von Kollagen und Elastin unterstützen, wie Retinoide und Peptide.

Hypodermis

Einführung in die Hypodermis

Die Hypodermis, auch als Subkutis oder Unterhaut bekannt, ist die tiefste Schicht der Haut. Diese Schicht besteht hauptsächlich aus Fettgewebe und lockerem Bindegewebe und verbindet die Haut mit den darunterliegenden Strukturen wie Muskeln und Knochen.

Aufbau der Hypodermis

Die Hypodermis besteht aus folgenden Hauptkomponenten:

1. **Fettzellen (Adipozyten)**: Diese Zellen speichern Fett, das als Energiereserve dient und als Polster fungiert, um den Körper vor Stößen und Verletzungen zu schützen.

2. **Lockeres Bindegewebe**: Dieses Gewebe verbindet die Hypodermis mit den darunterliegenden Strukturen und ermöglicht Beweglichkeit zwischen der Haut und den darunterliegenden Geweben.

3. **Blutgefäße und Nerven**: Die Hypodermis enthält größere Blutgefäße und Nerven, die die Dermis und Epidermis versorgen.

Funktionen der Hypodermis

Die Hypodermis hat mehrere wichtige Funktionen:

1. **Energiespeicherung**: Die Fettzellen in der Hypodermis speichern Energie, die bei Bedarf vom Körper genutzt werden kann.

2. **Polsterung und Schutz**: Das Fettgewebe wirkt als Stoßdämpfer und schützt die darunterliegenden Strukturen vor Verletzungen.

3. **Isolation**: Die Hypodermis hilft, die Körpertemperatur zu regulieren, indem sie Wärme speichert und Kälte abhält.

4. **Verbindung**: Die Hypodermis verbindet die Haut mit den darunterliegenden Muskeln und Knochen und ermöglicht Beweglichkeit.

Hautpflege für die Hypodermis

Die Pflege der Hypodermis ist eng mit einem gesunden Lebensstil verbunden:

1. **Gesunde Ernährung**: Eine ausgewogene Ernährung, die reich an essentiellen Fettsäuren, Vitaminen und Mineralstoffen ist, unterstützt die Gesundheit der Hypodermis.

2. **Regelmäßige Bewegung**: Bewegung fördert die Durchblutung und den Stoffwechsel, was sich positiv auf die Hypodermis auswirkt.

3. **Gewichtsmanagement**: Ein gesundes Gewicht zu halten, verhindert übermäßige Fettansammlungen in der Hypodermis, die zu gesundheitlichen Problemen führen können.

Fazit

Die Haut ist ein komplexes Organ, das aus drei Hauptschichten besteht: der Epidermis, der Dermis und der Hypodermis. Jede dieser Schichten hat spezifische Funktionen und Anforderungen, die berücksichtigt werden müssen, um die Gesundheit und das Aussehen der Haut zu erhalten.

Epidermis

Die Epidermis ist die äußere Schutzbarriere der Haut und besteht aus fünf Schichten. Sie schützt vor mechanischen Schäden, Mikroorganismen und Wasserverlust. Die richtige Pflege der Epidermis umfasst regelmäßige Reinigung, Feuchtigkeitspflege, Sonnenschutz und gelegentliches Peeling.

Dermis

Die Dermis ist die mittlere Hautschicht und besteht aus Bindegewebe, das der Haut Festigkeit und Elastizität verleiht. Sie versorgt die Epidermis mit Nährstoffen, reguliert die Körpertemperatur und spielt eine wichtige Rolle bei der Wundheilung. Die Pflege der Dermis umfasst ausreichende Hydratation, gesunde Ernährung und den Schutz vor UV-Schäden.

Hypodermis

Die Hypodermis ist die tiefste Hautschicht und besteht aus Fettgewebe und lockerem Bindegewebe. Sie speichert Energie, schützt den Körper vor Stößen und hilft bei der Regulierung der Körpertemperatur. Die Pflege der Hypodermis ist eng mit einem gesunden Lebensstil verbunden, einschließlich gesunder Ernährung, regelmäßiger Bewegung und Gewichtsmanagement.

Eine ganzheitliche Hautpflegeroutine, die alle drei Hautschichten berücksichtigt, ist unerlässlich, um die Gesundheit und das Aussehen der Haut zu erhalten. In den folgenden Kapiteln dieses Buches werden wir detailliert auf die spezifischen Bedürfnisse und Pflegeanforderungen der verschiedenen Hauttypen eingehen und Ihnen helfen, die besten Produkte und Techniken für Ihre Haut zu finden.

3.2. Funktionen der Haut

Schutz

Einführung in die Schutzfunktion der Haut

Die Haut ist die erste Verteidigungslinie des Körpers gegen eine Vielzahl von externen Bedrohungen. Ihre Schutzfunktion ist essentiell, um die Integrität und Gesundheit des gesamten Organismus zu bewahren. Diese Funktion wird durch mehrere Mechanismen gewährleistet, die wir im Folgenden genauer betrachten werden.

Mechanische Barriere

Die äußerste Schicht der Haut, die Epidermis, bildet eine mechanische Barriere, die das Eindringen von Fremdstoffen und Mikroorganismen verhindert. Das Stratum corneum, die äußerste Schicht der Epidermis, besteht aus abgestorbenen, verhärteten Keratinozyten (Korneozyten), die eine dichte, schützende Schicht bilden. Diese Schicht wird regelmäßig erneuert, wodurch beschädigte und abgenutzte Zellen durch neue ersetzt werden.

Chemische Barriere

Die Hautoberfläche ist leicht sauer, was durch den sogenannten Säureschutzmantel erreicht wird. Dieser Säureschutzmantel wird durch Schweiß und Talg gebildet und hat einen pH-Wert von etwa 5,5. Diese saure Umgebung hemmt das Wachstum pathogener Mikroorganismen wie Bakterien und Pilze und schützt so vor Infektionen.

Biologische Barriere

Neben der mechanischen und chemischen Barriere verfügt die Haut auch über eine biologische Schutzfunktion. In der Epidermis und Dermis befinden sich Immunzellen, wie Langerhans-Zellen, Makrophagen und T-Lymphozyten, die Eindringlinge erkennen und eliminieren können. Diese Zellen spielen eine entscheidende Rolle bei der Abwehr von Infektionen und der Wundheilung.

Schutz vor UV-Strahlung

Die Haut enthält Melanozyten, die das Pigment Melanin produzieren. Melanin absorbiert und streut ultraviolette (UV) Strahlung, wodurch die tieferen Hautschichten vor DNA-Schäden geschützt werden. Dieser Schutzmechanismus ist besonders wichtig, um Hautkrebs und andere durch UV-Strahlung verursachte Schäden zu verhindern.

Temperaturregulierung

Einführung in die Temperaturregulierung

Die Haut spielt eine entscheidende Rolle bei der Aufrechterhaltung der Körpertemperatur. Sie kann sowohl Wärme abgeben als auch speichern, um eine konstante Körpertemperatur von etwa 37 Grad Celsius zu gewährleisten. Dieser Prozess der Thermoregulation wird durch verschiedene Mechanismen erreicht.

Schweißproduktion und Verdunstung

Die Haut enthält zwei Arten von Schweißdrüsen: ekkrine und apokrine Drüsen. Die ekkrinen Schweißdrüsen sind über den gesamten Körper verteilt und produzieren eine wässrige Lösung, die hauptsächlich aus Wasser und Elektrolyten besteht. Wenn der Körper überhitzt, wird Schweiß auf die Hautoberfläche abgesondert. Durch die Verdunstung des Schweißes wird Wärme von der Hautoberfläche abgeführt, was zu einer Abkühlung des Körpers führt.

Durchblutung und Vasodilatation

Die Blutgefäße in der Dermis spielen ebenfalls eine wichtige Rolle bei der Temperaturregulierung. Bei hohen Außentemperaturen erweitern sich die Blutgefäße (Vasodilatation), wodurch mehr Blut an die Hautoberfläche geleitet wird. Dies ermöglicht eine verstärkte Wärmeabgabe durch Strahlung, Konvektion und Verdunstung. Bei kalten Temperaturen verengen sich die Blutgefäße (Vasokonstriktion), um den Blutfluss zur Haut zu reduzieren und die Wärme im Körperinneren zu behalten.

Isolation durch Fettgewebe

Die Hypodermis, die tiefste Hautschicht, besteht hauptsächlich aus Fettgewebe. Dieses Fettgewebe dient als Isolationsschicht, die den Wärmeverlust des Körpers verlangsamt. Es wirkt wie eine natürliche Dämmung, die die Körperwärme speichert und gleichzeitig als Puffer gegen mechanische Stöße dient.

Wahrnehmung von Schmerz und Reizen

Einführung in die sensorischen Funktionen der Haut

Die Haut ist ein hochsensibles Organ, das eine Vielzahl von Reizen wahrnehmen kann. Diese sensorischen Funktionen sind entscheidend für den Schutz und das Überleben des Individuums, da sie auf schädliche Reize aufmerksam machen und entsprechende Reaktionen auslösen.

Nervenenden und Rezeptoren

In der Haut befinden sich zahlreiche Nervenenden und spezialisierte Rezeptoren, die verschiedene Arten von Reizen erkennen können. Diese Rezeptoren umfassen:

- **Mechanorezeptoren**: Diese Rezeptoren reagieren auf mechanische Reize wie Druck, Berührung und Vibration. Sie sind in verschiedenen Tiefen der Haut verteilt und umfassen Meissner-Körperchen, Merkel-Zellen, Ruffini-Körperchen und Pacini-Körperchen.

- **Thermorezeptoren**: Diese Rezeptoren reagieren auf Temperaturveränderungen. Es gibt spezifische Rezeptoren für Kälte (Kälterezeptoren) und Wärme (Wärmerezeptoren), die auf Temperaturänderungen der Umgebung reagieren.

- **Nozizeptoren**: Diese Rezeptoren sind für die Wahrnehmung von Schmerz verantwortlich. Sie reagieren auf potenziell schädliche Reize wie extreme Hitze, extreme Kälte und mechanische Schäden.

Schutzfunktion durch Schmerz

Die Wahrnehmung von Schmerz ist eine Schutzfunktion der Haut. Wenn Nozizeptoren aktiviert werden, senden sie Signale an das Gehirn, die als Schmerz wahrgenommen werden. Diese Signale lösen reflexartige Reaktionen aus, wie das Zurückziehen von der schmerzhaften Quelle, was das Risiko weiterer Verletzungen reduziert.

Berührungswahrnehmung und soziale Interaktionen

Berührung ist nicht nur eine Schutzfunktion, sondern spielt auch eine wichtige Rolle in sozialen Interaktionen. Die Fähigkeit, Berührungen zu fühlen, ermöglicht es uns, mit unserer Umwelt und anderen Menschen zu interagieren. Berührungen können beruhigend und tröstend wirken und sind ein wesentlicher Bestandteil menschlicher Bindungen und Beziehungen.

Synthese von Vitamin D

Einführung in die Vitamin-D-Synthese

Eine der weniger bekannten, aber äußerst wichtigen Funktionen der Haut ist die Synthese von Vitamin D. Vitamin D ist ein fettlösliches Vitamin, das für die Knochengesundheit und das Immunsystem von entscheidender Bedeutung ist. Die Haut spielt eine zentrale Rolle bei der Produktion dieses Vitamins.

Prozess der Vitamin-D-Synthese

Die Synthese von Vitamin D beginnt in der Haut unter der Einwirkung von UVB-Strahlung aus Sonnenlicht. Der Prozess umfasst mehrere Schritte:

1. **UVB-Exposition**: Wenn die Haut der UVB-Strahlung ausgesetzt wird, wird 7-Dehydrocholesterol, ein Vorläufer von Vitamin D, in der Epidermis in Prävitamin D3 umgewandelt.

2. **Thermische Umwandlung**: Prävitamin D3 wird durch die Wärme der Körpertemperatur in Vitamin D3 (Cholecalciferol) umgewandelt.

3. **Leber und Nieren**: Vitamin D3 wird dann in die Leber transportiert, wo es in 25-Hydroxyvitamin D3 (Calcidiol) umgewandelt wird. Dieses wird schließlich in den Nieren in die aktive Form von Vitamin D, 1,25-Dihydroxyvitamin D3 (Calcitriol), umgewandelt.

Bedeutung von Vitamin D

Vitamin D spielt eine wichtige Rolle in verschiedenen physiologischen Prozessen:

- **Knochenstoffwechsel**: Vitamin D fördert die Aufnahme von Kalzium und Phosphat aus dem Darm, was für die Mineralisierung und Gesundheit der Knochen entscheidend ist. Ein Mangel an Vitamin D kann zu Knochenerkrankungen wie Rachitis bei Kindern und Osteomalazie oder Osteoporose bei Erwachsenen führen.

- **Immunsystem**: Vitamin D unterstützt das Immunsystem, indem es die Funktion und Produktion von Immunzellen wie T-Zellen und Makrophagen fördert. Es trägt dazu bei, Infektionen abzuwehren und Entzündungen zu regulieren.

- **Muskelgesundheit**: Vitamin D spielt auch eine Rolle bei der Muskelkraft und -funktion. Ein Mangel kann zu Muskelschwäche und einem erhöhten Risiko für Stürze führen.

Faktoren, die die Vitamin-D-Synthese beeinflussen

Mehrere Faktoren können die Fähigkeit der Haut beeinflussen, Vitamin D zu synthetisieren:

- **Geografische Lage**: In Regionen mit geringer Sonneneinstrahlung, insbesondere in den Wintermonaten, kann die UVB-Strahlung nicht ausreichen, um ausreichend Vitamin D zu produzieren.

- **Hauttyp**: Menschen mit dunkler Haut haben mehr Melanin, das UVB-Strahlen absorbiert und somit die Vitamin-D-Synthese reduziert. Sie benötigen möglicherweise längere Sonneneinstrahlung als Menschen mit heller Haut.

- **Alter**: Mit zunehmendem Alter nimmt die Fähigkeit der Haut, Vitamin D zu synthetisieren, ab. Ältere Menschen haben ein höheres Risiko für Vitamin-D-Mangel.

- **Sonnenschutz**: Die Verwendung von Sonnenschutzmitteln reduziert die UVB-Exposition und damit die Vitamin-D-Synthese. Während der Schutz vor UV-Strahlung wichtig ist, sollten dennoch Maßnahmen ergriffen werden, um eine ausreichende Vitamin-D-Versorgung sicherzustellen.

Ergänzende Quellen für Vitamin D

Neben der endogenen Synthese durch Sonneneinstrahlung kann Vitamin D auch über die Ernährung aufgenommen werden. Lebensmittel wie fetter Fisch (z.B. Lachs, Makrele), Lebertran, Eigelb und angereicherte Milchprodukte sind gute Quellen für Vitamin D. In Fällen von Vitamin-D-Mangel oder bei unzureichender Sonneneinstrahlung können Nahrungsergänzungsmittel erforderlich sein, um den Bedarf zu decken.

3.3. Mechanismen der Regeneration und Reparatur

Zellregenerationsprozess

Einführung in die Zellregeneration

Die Haut ist ein dynamisches Organ, das sich ständig erneuert und repariert. Dieser kontinuierliche Prozess ist entscheidend, um die Integrität und Funktionalität der Haut zu bewahren. Der Zellregenerationsprozess umfasst die Produktion neuer Hautzellen, die Reparatur von Schäden und die Erneuerung der Hautoberfläche.

Der Zyklus der Hauterneuerung

Die Regeneration der Hautzellen beginnt in der tiefsten Schicht der Epidermis, dem Stratum basale, wo die Zellen kontinuierlich produziert werden. Dieser Prozess kann in mehreren Phasen unterteilt werden:

1. **Proliferationsphase**: In dieser Phase teilen sich die Stammzellen im Stratum basale und erzeugen neue

Keratinozyten. Diese neu gebildeten Zellen enthalten alle notwendigen Komponenten, um zu reifen und die Hautoberfläche zu erreichen.

2. **Differenzierungsphase**: Während die Keratinozyten vom Stratum basale zur Hautoberfläche wandern, durchlaufen sie eine Reihe von Differenzierungsstadien. Diese Phase ist entscheidend für die Bildung einer funktionalen Barriere. Die Zellen verändern ihre Form, Größe und biochemischen Eigenschaften, um sich auf ihre endgültige Funktion vorzubereiten.

3. **Keratinisierungsphase**: In dieser Phase produzieren die Keratinozyten Keratin, ein robustes, faseriges Protein, das der Haut ihre Festigkeit und Schutzfunktion verleiht. Die Zellen beginnen abzusterben, während sie sich weiter nach oben bewegen und schließlich im Stratum corneum als Korneozyten enden.

4. **Desquamationsphase**: Die abgestorbenen Korneozyten im Stratum corneum werden kontinuierlich abgeschilfert und durch neue Zellen ersetzt. Dieser Prozess der Desquamation sorgt dafür, dass die Hautoberfläche glatt und frei von abgestorbenen Zellen bleibt.

Reparaturmechanismen der Haut

Die Haut verfügt über mehrere Mechanismen, um sich nach Verletzungen oder Schäden zu reparieren. Diese Mechanismen können in zwei Hauptkategorien unterteilt werden: die Heilung oberflächlicher Wunden und die Heilung tieferer Wunden.

Heilung oberflächlicher Wunden

Oberflächliche Wunden betreffen in der Regel nur die Epidermis und können schnell und ohne Narbenbildung heilen. Der Heilungsprozess umfasst folgende Schritte:

1. **Blutgerinnung und Krustenbildung**: Nach einer Verletzung beginnt die Blutgerinnung, um die Blutung zu stoppen. Eine Kruste bildet sich auf der Wunde, um sie vor Infektionen zu schützen.

2. **Inflammationsphase**: In dieser Phase wandern Immunzellen in das verletzte Gewebe ein, um Krankheitserreger zu bekämpfen und abgestorbene Zellen zu entfernen. Diese Entzündungsreaktion ist wichtig, um die Heilung vorzubereiten.

3. **Proliferationsphase**: Neue Zellen werden im Stratum basale produziert und wandern zur Wunde, um das beschädigte Gewebe zu ersetzen. Dieser Prozess ist ähnlich dem normalen Zyklus der Hauterneuerung, jedoch beschleunigt, um die Heilung zu fördern.

4. **Reifungsphase**: In dieser Phase reifen die neuen Zellen, um eine funktionale Barriere zu bilden. Die Kruste fällt ab, und die Haut sieht wieder normal aus.

Heilung tieferer Wunden

Tiefere Wunden betreffen die Dermis und manchmal auch die Hypodermis. Diese Wunden erfordern einen komplexeren Heilungsprozess und führen häufig zur

Narbenbildung. Der Heilungsprozess umfasst folgende Schritte:

1. **Blutgerinnung und Krustenbildung**: Wie bei oberflächlichen Wunden stoppt die Blutgerinnung die Blutung, und eine Kruste bildet sich, um die Wunde zu schützen.

2. **Inflammationsphase**: Immunzellen reinigen das Wundgebiet von Krankheitserregern und abgestorbenen Zellen. Diese Phase ist oft durch Schwellungen, Rötungen und Schmerzen gekennzeichnet.

3. **Proliferationsphase**: Fibroblasten, eine Art von Bindegewebszellen, wandern in die Wunde ein und produzieren Kollagen, das die Grundlage für neues Gewebe bildet. Neue Blutgefäße wachsen in die Wunde ein, um die Heilung zu unterstützen.

4. **Reifungsphase**: Das neu gebildete Gewebe reift und wird stabiler. Dieser Prozess kann mehrere Monate dauern. Die Kollagenfasern werden neu organisiert, und die Haut gewinnt an Festigkeit. Narbengewebe bildet sich, das jedoch nicht die gleichen Eigenschaften wie das ursprüngliche Hautgewebe hat.

Faktoren, die die Hautregeneration beeinflussen

Verschiedene Faktoren können die Fähigkeit der Haut, sich zu regenerieren und zu reparieren, beeinflussen:

1. **Alter**: Mit zunehmendem Alter verlangsamt sich die Zellteilung, und die Haut regeneriert sich langsamer.

Dies führt zu einer längeren Heilungszeit und einer erhöhten Wahrscheinlichkeit für Narbenbildung.

2. **Ernährung**: Eine ausgewogene Ernährung, reich an Vitaminen und Mineralstoffen, ist entscheidend für die Hautgesundheit. Vitamine wie Vitamin C und E sowie Mineralstoffe wie Zink spielen eine wichtige Rolle bei der Zellregeneration und Wundheilung.

3. **Hydratation**: Ausreichende Flüssigkeitszufuhr ist wichtig, um die Haut feucht zu halten und die Zellfunktion zu unterstützen. Dehydration kann die Heilung verlangsamen und die Haut anfälliger für Schäden machen.

4. **Umweltfaktoren**: UV-Strahlung, Umweltverschmutzung und extreme Temperaturen können die Haut schädigen und ihre Regenerationsfähigkeit beeinträchtigen. Schutzmaßnahmen wie Sonnenschutz und geeignete Kleidung sind daher wichtig.

5. **Hautpflege**: Die Verwendung geeigneter Hautpflegeprodukte kann die Regeneration fördern. Produkte, die Feuchtigkeit spenden, Antioxidantien enthalten und die Kollagenproduktion unterstützen, sind besonders hilfreich.

Hautpflege zur Unterstützung der Regeneration

Um die Hautregeneration zu unterstützen, sollten Sie eine regelmäßige und gezielte Hautpflegeroutine befolgen:

1. **Reinigung**: Reinigen Sie Ihre Haut täglich mit einem milden Reinigungsmittel, um Schmutz und

Verunreinigungen zu entfernen, die die Regeneration behindern könnten.

2. **Peeling**: Ein sanftes Peeling ein- bis zweimal pro Woche kann helfen, abgestorbene Hautzellen zu entfernen und die Zellneubildung zu fördern.

3. **Feuchtigkeitspflege**: Verwenden Sie Feuchtigkeitscremes, die Inhaltsstoffe wie Hyaluronsäure und Glycerin enthalten, um die Haut hydratisiert zu halten und die Zellfunktion zu unterstützen.

4. **Antioxidantien**: Produkte, die Antioxidantien wie Vitamin C und E enthalten, können die Haut vor oxidativem Stress schützen und die Regeneration fördern.

5. **Sonnenschutz**: Tragen Sie täglich Sonnenschutzmittel auf, um die Haut vor schädlicher UV-Strahlung zu schützen, die die Zellregeneration beeinträchtigen kann.

Spezielle Behandlungen zur Förderung der Hautregeneration

Neben der täglichen Hautpflege gibt es spezielle Behandlungen, die die Hautregeneration fördern können:

1. **Retinoide**: Retinoide sind Vitamin-A-Derivate, die die Zellteilung beschleunigen und die Kollagenproduktion fördern. Sie sind besonders wirksam bei der Behandlung von feinen Linien, Falten und Aknenarben.

2. **Peptide**: Peptide sind kurze Aminosäureketten, die die Kollagenproduktion stimulieren und die Hautfestigkeit verbessern. Sie sind in vielen Anti-Aging-Produkten enthalten.

3. **Lasertherapie**: Laserbehandlungen können die Hauterneuerung fördern, indem sie die oberen Hautschichten entfernen und die Kollagenproduktion anregen. Diese Behandlung ist besonders effektiv bei der Behandlung von Narben und Pigmentstörungen.

4. **Microneedling**: Microneedling verwendet feine Nadeln, um Mikroverletzungen in der Haut zu erzeugen. Diese Verletzungen stimulieren die Kollagen- und Elastinproduktion und fördern die Hautregeneration.

5. **Chemische Peelings**: Chemische Peelings verwenden Säuren, um die oberen Hautschichten abzutragen und die Zellneubildung zu fördern. Diese Behandlung kann helfen, das Hautbild zu verbessern und Unreinheiten zu reduzieren.

Die Mechanismen der Regeneration und Reparatur der Haut sind komplexe Prozesse, die entscheidend für die Aufrechterhaltung der Hautgesundheit und -funktion sind. Die Haut erneuert sich kontinuierlich durch den Zellregenerationsprozess, bei dem neue Zellen im Stratum basale produziert und an die Oberfläche transportiert werden, wo sie schließlich abgeschilfert werden.

Die Reparaturmechanismen der Haut ermöglichen die Heilung sowohl oberflächlicher als auch tieferer Wunden. Während oberflächliche Wunden schnell und ohne

Narbenbildung heilen können, erfordern tiefere Wunden einen komplexeren Heilungsprozess, der häufig zur Narbenbildung führt. Faktoren wie Alter, Ernährung, Hydratation und Umweltbedingungen beeinflussen die Fähigkeit der Haut, sich zu regenerieren und zu reparieren.

Durch eine gezielte Hautpflegeroutine und spezielle Behandlungen können Sie die Regenerationsfähigkeit Ihrer Haut unterstützen und fördern. Eine regelmäßige Reinigung, Peeling, Feuchtigkeitspflege, der Einsatz von Antioxidantien und Sonnenschutz sind entscheidend, um die Haut gesund und widerstandsfähig zu halten. Darüber hinaus können spezielle Behandlungen wie Retinoide, Peptide, Lasertherapie, Microneedling und chemische Peelings die Hautregeneration beschleunigen und das Hautbild verbessern.

Indem Sie die Mechanismen der Regeneration und Reparatur verstehen und anwenden, können Sie die Gesundheit Ihrer Haut optimieren und ein strahlendes, jugendliches Aussehen bewahren. In den folgenden Kapiteln dieses Buches werden wir weitere spezifische Hautprobleme und deren Behandlungsmöglichkeiten detailliert erörtern, um Ihnen zu helfen, Ihre Hautpflegeziele zu erreichen.

KAPITEL 4: TÄGLICHE HAUTPFLEGEROUTINE

<u>4.1. Reinigung</u>

Bedeutung der Reinigung

Einführung

Die Reinigung ist ein grundlegender Schritt in jeder Hautpflegeroutine. Sie dient dazu, Schmutz, überschüssigen Talg, abgestorbene Hautzellen und Umweltverschmutzungen zu entfernen, die sich im Laufe des Tages auf der Haut ansammeln. Eine gründliche Reinigung bereitet die Haut auf die nachfolgenden Pflegeprodukte vor und ermöglicht deren bessere Aufnahme.

Warum ist Reinigung wichtig?

1. **Verhinderung von Hautunreinheiten**: Schmutz, Öl und abgestorbene Hautzellen können die Poren verstopfen, was zu Mitessern, Pickeln und Akne führen kann. Eine regelmäßige Reinigung hilft, diese Verstopfungen zu verhindern und das Hautbild klar und rein zu halten.

2. **Förderung der Zellregeneration**: Die Reinigung entfernt abgestorbene Hautzellen, die die Hautoberfläche matt und rau erscheinen lassen können. Durch die Entfernung dieser Zellen wird die natürliche Zellerneuerung gefördert und die Haut erhält ein frisches, strahlendes Aussehen.

3. **Verbesserung der Wirksamkeit von Hautpflegeprodukten**: Gereinigte Haut kann die

Wirkstoffe von Seren, Feuchtigkeitscremes und anderen Pflegeprodukten besser aufnehmen. Ohne die Barriere von Schmutz und Öl können die Produkte tiefer in die Haut eindringen und effektiver wirken.

4. **Erhaltung des natürlichen Gleichgewichts der Haut**: Eine sanfte Reinigung hilft, das natürliche pH-Gleichgewicht der Haut zu erhalten. Dies ist wichtig, um die Hautbarriere zu schützen und Irritationen zu vermeiden.

5. **Vorbeugung von Hautalterung**: Umweltverschmutzung und freie Radikale können die Hautzellen schädigen und zur vorzeitigen Hautalterung beitragen. Durch die regelmäßige Reinigung wird die Haut von diesen Schadstoffen befreit und der Alterungsprozess verlangsamt.

Empfohlene Produkte für jeden Hauttyp

Normale Haut

Für normale Haut, die weder zu trocken noch zu fettig ist, eignen sich milde Reinigungsprodukte, die die Haut reinigen, ohne sie auszutrocknen.

- **Reinigungsgel**: Ein leichtes, schäumendes Reinigungsgel entfernt Schmutz und Öl, ohne das natürliche Gleichgewicht der Haut zu stören.

- **Mizellenwasser**: Mizellenwasser ist sanft und effektiv, um Make-up und Unreinheiten zu entfernen. Es benötigt kein Abspülen und ist ideal für eine schnelle Reinigung.

- **Reinigungsmilch**: Eine cremige Reinigungsmilch kann ebenfalls verwendet werden, um die Haut zu reinigen und gleichzeitig Feuchtigkeit zu spenden.

Trockene Haut

Trockene Haut benötigt eine sanfte Reinigung, die Feuchtigkeit spendet und die Haut nicht weiter austrocknet.

- **Reinigungsöl**: Ein Reinigungsöl löst sanft Schmutz und Make-up, ohne die Haut auszutrocknen. Es hinterlässt ein angenehmes, gepflegtes Gefühl.

- **Reinigungsbalsam**: Reinigungsbalsame schmelzen bei Kontakt mit der Haut und bieten eine tiefenwirksame Reinigung, während sie Feuchtigkeit spenden.

- **Sanfte Reinigungslotion**: Eine nicht schäumende Reinigungslotion ist ideal für trockene Haut, da sie sanft reinigt und gleichzeitig pflegt.

Fettige Haut

Fettige Haut benötigt Produkte, die überschüssiges Öl entfernen und die Poren reinigen, ohne die Haut zu reizen.

- **Schäumendes Reinigungsgel**: Ein schäumendes Gel entfernt überschüssiges Öl und hilft, die Poren zu reinigen. Produkte mit Salicylsäure können helfen, Akne zu bekämpfen.

- **Tonerde-Reiniger**: Tonerde hat absorbierende Eigenschaften und kann überschüssiges Öl entfernen, ohne die Haut auszutrocknen.

- **Mizellenwasser für fettige Haut**: Spezielle Formulierungen von Mizellenwasser für fettige Haut können Öl und Unreinheiten entfernen, ohne die Haut zu reizen.

Mischhaut

Mischhaut erfordert eine ausgewogene Reinigung, die sowohl fettige als auch trockene Bereiche berücksichtigt.

- **Gel-to-Milk Reiniger**: Ein Gel, das sich bei Kontakt mit Wasser in eine milchige Emulsion verwandelt, reinigt gründlich, ohne die Haut auszutrocknen.

- **Sanftes Reinigungsgel**: Ein mildes Reinigungsgel kann helfen, die T-Zone zu entölen und gleichzeitig die trockenen Bereiche zu schonen.

- **Zwei-Phasen-Reiniger**: Ein Produkt, das sowohl ölige als auch trockene Bereiche anspricht, kann helfen, die Bedürfnisse der Mischhaut zu erfüllen.

Empfohlene Reinigungsroutine

Eine effektive Reinigungsroutine besteht aus mehreren Schritten, die auf den individuellen Hauttyp abgestimmt sind.

1. **Morgens**

- **Reinigung**: Verwenden Sie ein mildes Reinigungsmittel, um Schmutz und überschüssiges Öl, das sich über Nacht angesammelt hat, zu entfernen.

- **Toner**: Ein Toner hilft, die Haut zu erfrischen und das pH-Gleichgewicht wiederherzustellen.

- **Feuchtigkeitscreme**: Tragen Sie eine leichte Feuchtigkeitscreme auf, die zu Ihrem Hauttyp passt.

- **Sonnenschutz**: Schließen Sie Ihre Morgenroutine mit einem Breitband-Sonnenschutz ab, um Ihre Haut vor UV-Schäden zu schützen.

2. **Abends**

- **Make-up-Entfernung**: Verwenden Sie einen speziellen Make-up-Entferner, um alle Spuren von Make-up zu beseitigen.

- **Reinigung**: Reinigen Sie Ihre Haut gründlich mit einem für Ihren Hauttyp geeigneten Reinigungsmittel.

- **Toner**: Ein Toner kann helfen, letzte Rückstände zu entfernen und die Haut auf die nachfolgende Pflege vorzubereiten.

- **Serum oder Behandlung**: Tragen Sie ein Serum oder eine spezielle Behandlung auf, die auf Ihre Hautbedürfnisse abgestimmt ist.

- **Nachtcreme**: Verwenden Sie eine reichhaltige Nachtcreme, um Ihre Haut über Nacht zu pflegen und zu regenerieren.

Tipps für die richtige Reinigung

1. **Wassertemperatur**: Verwenden Sie lauwarmes Wasser zur Reinigung, da heißes Wasser die Haut austrocknen und irritieren kann.

2. **Sanfte Massage**: Massieren Sie das Reinigungsmittel sanft in die Haut ein, um die Durchblutung zu fördern und die Reinigung zu optimieren.

3. **Gründliches Abspülen**: Stellen Sie sicher, dass Sie alle Reinigungsprodukte gründlich abspülen, um

Rückstände zu vermeiden, die die Poren verstopfen könnten.

4. **Pat-Trocknen**: Tupfen Sie Ihr Gesicht nach der Reinigung sanft mit einem weichen Handtuch trocken, anstatt es zu reiben.

5. **Regelmäßige Reinigung der Reinigungsutensilien**: Waschen Sie Ihre Reinigungspads, Bürsten und andere Utensilien regelmäßig, um Bakterienansammlungen zu verhindern.

Besondere Überlegungen

Für Menschen mit empfindlicher Haut oder spezifischen Hautproblemen wie Rosacea oder Ekzemen gibt es spezielle Reinigungsprodukte, die auf ihre Bedürfnisse zugeschnitten sind. Diese Produkte enthalten oft beruhigende Inhaltsstoffe wie Aloe Vera, Kamille oder Haferextrakt und sind frei von Duftstoffen und Alkohol, um Irritationen zu minimieren.

Zusammenfassung der Reinigungsprodukte nach Hauttyp

- **Normale Haut**: Reinigungsgel, Mizellenwasser, Reinigungsmilch

- **Trockene Haut**: Reinigungsöl, Reinigungsbalsam, sanfte Reinigungslotion

- **Fettige Haut**: Schäumendes Reinigungsgel, Tonerde-Reiniger, Mizellenwasser für fettige Haut

- **Mischhaut**: Gel-to-Milk Reiniger, sanftes Reinigungsgel, Zwei-Phasen-Reiniger

Die Reinigung ist ein unverzichtbarer Schritt in jeder Hautpflegeroutine und bildet die Grundlage für gesunde, strahlende Haut. Sie hilft, Unreinheiten zu entfernen, das natürliche Gleichgewicht der Haut zu erhalten und die Wirksamkeit nachfolgender Pflegeprodukte zu verbessern. Durch die Wahl der richtigen Reinigungsprodukte für Ihren Hauttyp und die Einhaltung einer regelmäßigen Reinigungsroutine können Sie die Gesundheit und das Aussehen Ihrer Haut langfristig verbessern. In den folgenden Kapiteln dieses Buches werden wir detailliert auf die weiteren Schritte der Hautpflege eingehen, einschließlich der Exfoliation, Hydratation und des Sonnenschutzes, um Ihnen zu helfen, eine umfassende und effektive Hautpflegeroutine zu entwickeln.

4.2. Peeling

Vorteile des Peelings

Einführung

Peeling ist ein wesentlicher Bestandteil der Hautpflegeroutine und bietet zahlreiche Vorteile für die Hautgesundheit und das Aussehen. Es hilft, abgestorbene Hautzellen zu entfernen, die Hautstruktur zu verbessern und einen strahlenden Teint zu fördern.

Entfernung abgestorbener Hautzellen

Die Haut erneuert sich ständig, wobei neue Zellen in der tiefsten Schicht der Epidermis gebildet werden und nach oben wandern, wo sie schließlich absterben und abgestoßen werden. Dieser Prozess verlangsamt sich mit dem Alter, was zu einem Aufbau abgestorbener Hautzellen auf der Oberfläche führen kann. Dies kann die Haut stumpf und rau erscheinen lassen. Peeling hilft, diese abgestorbenen Zellen zu entfernen und die Hautoberfläche zu glätten.

Verbesserung der Hauttextur

Durch das Entfernen abgestorbener Hautzellen wird die Haut weicher und glatter. Regelmäßiges Peeling kann raue Stellen reduzieren und eine gleichmäßigere Hautstruktur fördern. Dies ist besonders vorteilhaft für Menschen mit unebener Haut oder Verhornungsstörungen wie Keratosis pilaris.

Förderung der Zellerneuerung

Peeling stimuliert die Zellerneuerung, indem es den natürlichen Regenerationsprozess der Haut beschleunigt. Dies führt zu einer frischen, gesunden Hautschicht, die jünger und strahlender aussieht. Eine erhöhte Zellerneuerung kann auch helfen, die Sichtbarkeit von feinen Linien und Falten zu reduzieren.

Verbesserung der Aufnahme von Hautpflegeprodukten

Durch das Entfernen der obersten Schicht abgestorbener Hautzellen kann die Haut Pflegeprodukte besser aufnehmen. Seren, Feuchtigkeitscremes und andere Behandlungen können tiefer in die Haut eindringen und effektiver wirken, wenn die Haut regelmäßig gepeelt wird.

Vorbeugung von Hautunreinheiten

Peeling hilft, die Poren zu reinigen und das Risiko von verstopften Poren zu reduzieren, die zu Mitessern, Pickeln und Akne führen können. Es entfernt überschüssigen Talg und abgestorbene Hautzellen, die Akne verursachen können, und fördert eine klare Haut.

Häufigkeit und Methoden

Einführung

Die Häufigkeit und Methode des Peelings hängen von Ihrem Hauttyp, Ihren Hautproblemen und den verwendeten Produkten ab. Es ist wichtig, das richtige Gleichgewicht zu finden, um die Haut nicht zu reizen oder zu schädigen.

Häufigkeit des Peelings

Die Häufigkeit des Peelings variiert je nach Hauttyp:

- **Normale Haut**: Menschen mit normaler Haut können ein- bis zweimal pro Woche peelen. Dies reicht aus, um die Haut frisch und strahlend zu halten, ohne sie zu überreizen.

- **Trockene Haut**: Bei trockener Haut ist Vorsicht geboten, da zu häufiges Peeling die Haut weiter austrocknen kann. Einmal pro Woche oder alle zehn Tage ist in der Regel ausreichend.

- **Fettige Haut**: Fettige Haut kann häufiger, etwa zwei- bis dreimal pro Woche, gepeelt werden, um überschüssigen Talg und abgestorbene Hautzellen zu entfernen.

- **Empfindliche Haut**: Menschen mit empfindlicher Haut sollten sehr vorsichtig peelen. Einmal alle zwei Wochen oder sogar seltener ist meist ausreichend. Es ist wichtig, sanfte Peelings zu verwenden, um Irritationen zu vermeiden.

- **Mischhaut**: Für Mischhaut kann ein- bis zweimal pro Woche Peeling ausreichen. Sie können auch gezielt die T-Zone häufiger peelen, wenn sie fettiger ist als die Wangen.

Methoden des Peelings

Es gibt verschiedene Methoden des Peelings, die mechanische, chemische und enzymatische Peelings umfassen:

1. **Mechanische Peelings**

Mechanische Peelings verwenden abrasive Partikel oder Geräte, um abgestorbene Hautzellen physisch abzutragen. Diese Methode ist effektiv, erfordert jedoch Vorsicht, um die Haut nicht zu reizen oder zu verletzen.

- **Peeling-Cremes und -Gele**: Diese Produkte enthalten feine Partikel wie gemahlene Nüsse, Samen oder synthetische Mikrokügelchen, die die Hautoberfläche sanft abreiben.

- **Peeling-Bürsten und -Schwämme**: Manuelle Bürsten oder Schwämme können verwendet werden, um die Haut sanft zu peelen. Elektrische Peeling-Bürsten bieten eine intensivere Reinigung.

- **Peeling-Handschuhe**: Spezielle Handschuhe mit texturierter Oberfläche können verwendet werden, um die Haut während der Reinigung zu peelen.

Anwendungshinweise für mechanische Peelings:

- Tragen Sie das Produkt auf die feuchte Haut auf und massieren Sie es in kreisenden Bewegungen ein.

- Vermeiden Sie starkes Reiben, insbesondere bei empfindlicher Haut.

- Spülen Sie gründlich mit lauwarmem Wasser ab und folgen Sie mit einer Feuchtigkeitscreme.

2. **Chemische Peelings**

Chemische Peelings verwenden Säuren oder Enzyme, um die Bindungen zwischen abgestorbenen Hautzellen zu lösen und deren Entfernung zu erleichtern. Diese Methode kann tiefer in die Haut eindringen und effektivere Ergebnisse liefern.

- **Alpha-Hydroxysäuren (AHA)**: AHAs wie Glykolsäure und Milchsäure sind wasserlösliche Säuren, die sich gut für trockene und reife Haut eignen. Sie lösen abgestorbene Hautzellen auf und fördern die Zellerneuerung.

- **Beta-Hydroxysäuren (BHA)**: Salicylsäure ist eine fettlösliche BHA, die tief in die Poren eindringen kann. Sie ist besonders wirksam bei fettiger und zu Akne neigender Haut.

- **Poly-Hydroxysäuren (PHA)**: PHAs wie Gluconolacton sind sanfter als AHAs und BHAs und eignen sich gut für empfindliche Haut.

Anwendungshinweise für chemische Peelings:

- Tragen Sie das Produkt gleichmäßig auf die saubere, trockene Haut auf.

- Lassen Sie es je nach Produktempfehlung einige Minuten einwirken.

- Spülen Sie es gründlich mit lauwarmem Wasser ab und tragen Sie eine Feuchtigkeitscreme auf.

- Verwenden Sie chemische Peelings abends und tragen Sie tagsüber unbedingt Sonnenschutz auf, da die Haut empfindlicher auf UV-Strahlen reagieren kann.

3. Enzymatische Peelings

Enzymatische Peelings verwenden natürliche Enzyme aus Früchten wie Papaya oder Ananas, um abgestorbene Hautzellen sanft zu lösen. Diese Methode ist besonders geeignet für empfindliche Haut, da sie weniger reizend ist.

- **Enzym-Peelings**: Diese Produkte enthalten Fruchtenzyme, die Proteine in abgestorbenen Hautzellen abbauen und die Haut glätten.

Anwendungshinweise für enzymatische Peelings:

- Tragen Sie das Produkt gleichmäßig auf die saubere, trockene Haut auf.

- Lassen Sie es für die empfohlene Zeit einwirken, normalerweise etwa 10 bis 15 Minuten.

- Spülen Sie es gründlich mit lauwarmem Wasser ab und folgen Sie mit einer Feuchtigkeitscreme.

Kombinationspeelings

Einige Peeling-Produkte kombinieren mechanische und chemische Methoden, um die Vorteile beider Ansätze zu nutzen. Diese Produkte bieten eine intensivere Peeling-Wirkung, erfordern jedoch besondere Vorsicht, um Überpeeling und Hautirritationen zu vermeiden.

Wichtige Überlegungen und Vorsichtsmaßnahmen

1. **Überpeeling vermeiden**: Zu häufiges oder zu aggressives Peeling kann die Haut schädigen, sie austrocknen und empfindlicher machen. Achten Sie darauf, die Häufigkeit des Peelings auf Ihren Hauttyp abzustimmen.

2. **Sonnenschutz**: Nach dem Peeling ist die Haut empfindlicher gegenüber UV-Strahlen. Tragen Sie daher immer Sonnenschutzmittel auf, um die Haut vor Schäden zu schützen.

3. **Individuelle Bedürfnisse berücksichtigen**: Wählen Sie Peeling-Produkte, die auf Ihre spezifischen Hautbedürfnisse abgestimmt sind, und achten Sie auf mögliche Hautreaktionen. Bei Hautirritationen oder Allergien sollten Sie die Anwendung sofort einstellen und einen Dermatologen konsultieren.

4. **Feuchtigkeitspflege**: Nach dem Peeling ist es wichtig, die Haut mit Feuchtigkeit zu versorgen, um die Hautbarriere zu stärken und Trockenheit zu verhindern.

Peeling ist ein wesentlicher Schritt in der Hautpflege, der zahlreiche Vorteile bietet, einschließlich der Entfernung abgestorbener Hautzellen, der Verbesserung der Hauttextur und der Förderung der Zellerneuerung. Die Häufigkeit und Methode des Peelings sollten auf den individuellen Hauttyp und die Hautbedürfnisse abgestimmt sein. Mechanische, chemische und enzymatische Peelings bieten verschiedene Ansätze zur Erzielung einer glatten, strahlenden Haut. Durch die richtige Anwendung und Beachtung wichtiger

Vorsichtsmaßnahmen können Sie die positiven Effekte des Peelings maximieren und die Gesundheit und das Aussehen Ihrer Haut verbessern.

4.3. Feuchtigkeitspflege

Bedeutung der Feuchtigkeitspflege

Einführung

Feuchtigkeitspflege ist ein zentraler Bestandteil jeder Hautpflegeroutine, unabhängig vom Hauttyp. Sie hilft, die Hautbarriere zu stärken, die Haut weich und geschmeidig zu halten und verschiedene Hautprobleme zu verhindern. Feuchtigkeitspflege ist besonders wichtig, um die Haut vor den Auswirkungen von Umweltfaktoren, Alterung und inneren Prozessen zu schützen.

Aufrechterhaltung der Hautbarriere

Die Hautbarriere besteht hauptsächlich aus Lipiden und Proteinen, die eine Schutzschicht bilden, um den Wasserverlust zu minimieren und schädliche Substanzen fernzuhalten. Eine gesunde Hautbarriere verhindert Trockenheit, Irritationen und Infektionen. Feuchtigkeitscremes enthalten Inhaltsstoffe, die die Hautbarriere unterstützen und stärken, indem sie den Feuchtigkeitsgehalt der Haut erhöhen und den Verlust von Wasser verhindern.

Verbesserung der Hauttextur

Feuchtigkeitspflege kann die Hauttextur verbessern, indem sie Trockenheit und Rauheit reduziert. Hydratisierte Haut fühlt sich weicher und geschmeidiger an und sieht gesünder und strahlender aus. Regelmäßige Feuchtigkeitspflege kann auch helfen, das Auftreten von feinen Linien und Falten zu minimieren, indem sie die Haut praller und elastischer macht.

Vorbeugung von Hautproblemen

Eine unzureichend hydratisierte Haut ist anfälliger für eine Vielzahl von Hautproblemen wie Ekzeme, Schuppenbildung und Risse. Feuchtigkeitscremes helfen, diese Probleme zu verhindern, indem sie die Haut hydratisiert und geschmeidig halten. Für Menschen mit trockener Haut ist Feuchtigkeitspflege besonders wichtig, um Juckreiz und Unbehagen zu lindern.

Unterstützung der Hautregeneration

Feuchtigkeitspflege spielt auch eine wichtige Rolle bei der Unterstützung der Hautregeneration. Hydratisierte Haut kann sich schneller und effektiver regenerieren, was die Heilung von Wunden und die Erneuerung von Hautzellen fördert. Dies ist besonders wichtig nach Exfoliation oder anderen Hautbehandlungen, die die Hautbarriere vorübergehend schwächen können.

Schutz vor Umweltschäden

Feuchtigkeitspflege hilft, die Haut vor schädlichen Umwelteinflüssen wie Verschmutzung, Wind und extremen Temperaturen zu schützen. Viele Feuchtigkeitscremes enthalten zusätzlich Antioxidantien und andere schützende Inhaltsstoffe, die freie Radikale neutralisieren und die Haut vor oxidativem Stress schützen.

Feuchtigkeitsprodukte für verschiedene Hauttypen

Normale Haut

Normale Haut ist gut ausbalanciert, weder zu fettig noch zu trocken. Feuchtigkeitsprodukte für normale Haut sollten leicht und nicht fettend sein, um die Haut zu hydratisieren, ohne sie zu beschweren.

- **Leichte Feuchtigkeitscremes**: Diese Produkte enthalten oft Hyaluronsäure oder Glycerin, die die Haut intensiv hydratisieren, ohne ein schweres Gefühl zu hinterlassen.

- **Feuchtigkeitsspendende Gele**: Gele sind leicht und ziehen schnell ein, was sie ideal für normale Haut macht.

- **Feuchtigkeitssprays**: Diese Sprays sind praktisch für unterwegs und bieten eine schnelle Erfrischung und Hydratation.

Trockene Haut

Trockene Haut benötigt intensive Feuchtigkeitspflege, um den Feuchtigkeitsverlust zu verhindern und die Hautbarriere zu stärken. Produkte für trockene Haut sollten reichhaltig und pflegend sein.

- **Reichhaltige Feuchtigkeitscremes**: Diese Cremes enthalten oft Inhaltsstoffe wie Sheabutter, Ceramide und Fettsäuren, die die Haut intensiv nähren und Feuchtigkeit einschließen.

- **Feuchtigkeitsbalsame**: Balsame sind dicker als Cremes und bieten langanhaltende Hydratation für sehr trockene Haut.

- **Feuchtigkeitsspendende Öle**: Gesichtsöle wie Jojobaöl, Arganöl und Hagebuttenöl können trockene Haut tiefenwirksam hydratisieren und pflegen.

Fettige Haut

Fettige Haut benötigt Feuchtigkeitsprodukte, die hydratisieren, ohne die Poren zu verstopfen oder die Haut fettig zu machen. Leichte, ölfreie Formulierungen sind ideal für fettige Haut.

- **Ölfreie Feuchtigkeitscremes**: Diese Produkte enthalten hydratisierende Inhaltsstoffe wie Hyaluronsäure und Niacinamid, die die Haut mit Feuchtigkeit versorgen, ohne sie zu beschweren.

- **Mattierende Feuchtigkeitsgele**: Gele sind leicht und helfen, überschüssigen Glanz zu kontrollieren.

- **Feuchtigkeitsspendende Seren**: Seren sind oft leichter als Cremes und können fettige Haut hydratisieren, ohne ein schweres Gefühl zu hinterlassen.

Mischhaut

Mischhaut erfordert eine ausgewogene Feuchtigkeitspflege, die sowohl die trockenen als auch die fettigen Bereiche des Gesichts berücksichtigt. Produkte für Mischhaut sollten leicht und feuchtigkeitsspendend sein.

- **Balancierende Feuchtigkeitscremes**: Diese Cremes sind speziell formuliert, um die Bedürfnisse von Mischhaut zu erfüllen und bieten eine ausgewogene Hydratation.

- **Feuchtigkeitsspendende Gels**: Gels sind leicht genug für die fettige T-Zone und hydratierend genug für die trockenen Wangen.

- **Mehrzweck-Feuchtigkeitsprodukte**: Produkte, die sowohl feuchtigkeitsspendend als auch mattierend wirken, sind ideal für Mischhaut.

Empfindliche Haut

Empfindliche Haut benötigt besonders sanfte Feuchtigkeitsprodukte, die frei von Reizstoffen und potenziell allergenen Inhaltsstoffen sind. Hypoallergene und beruhigende Formulierungen sind am besten geeignet.

- **Beruhigende Feuchtigkeitscremes**: Diese Cremes enthalten oft beruhigende Inhaltsstoffe wie Aloe Vera, Kamille und Haferextrakt, die Rötungen und Irritationen lindern.

- **Hypoallergene Produkte**: Produkte, die speziell für empfindliche Haut entwickelt wurden und frei von Duftstoffen, Parabenen und Alkohol sind.

- **Feuchtigkeitsspendende Emulsionen**: Leichte Emulsionen sind sanft und bieten dennoch ausreichende Hydratation für empfindliche Haut.

Spezielle Feuchtigkeitsprodukte

Neben den grundlegenden Feuchtigkeitscremes gibt es auch spezielle Produkte, die zusätzliche Vorteile bieten:

- **Antioxidantien-haltige Feuchtigkeitscremes**: Diese Produkte enthalten Inhaltsstoffe wie Vitamin C und E, die die Haut vor freien Radikalen schützen und die Hautalterung verlangsamen.

- **Sonnenschutzcremes**: Feuchtigkeitscremes mit integriertem Sonnenschutz bieten sowohl Hydratation als auch Schutz vor UV-Strahlung.

- **Anti-Aging-Cremes**: Diese Cremes enthalten Inhaltsstoffe wie Retinol, Peptide und Hyaluronsäure, die die Haut straffen und das Erscheinungsbild von Falten reduzieren.

Anwendungstipps für Feuchtigkeitsprodukte

1. **Reinigen Sie die Haut gründlich**: Vor der Anwendung von Feuchtigkeitscremes sollte die Haut gründlich gereinigt werden, um Schmutz und Öl zu entfernen, die die Aufnahme der Produkte behindern könnten.

2. **Tragen Sie die Feuchtigkeitscreme auf die noch feuchte Haut auf**: Dies hilft, die Feuchtigkeit in der Haut einzuschließen und die Hydratation zu maximieren.

3. **Verwenden Sie die richtige Menge**: Eine erbsengroße Menge reicht normalerweise aus. Tragen Sie die Creme in sanften, aufwärts gerichteten Bewegungen auf, um die Haut nicht zu ziehen oder zu strapazieren.

4. **Berücksichtigen Sie den Hals und das Dekolleté**: Diese Bereiche werden oft vernachlässigt, benötigen jedoch ebenfalls Feuchtigkeitspflege.

5. **Regelmäßigkeit ist der Schlüssel**: Tragen Sie Feuchtigkeitscremes morgens und abends auf, um die Haut hydratisiert und geschützt zu halten.

Zusätzliche Pflegetipps

- **Hydratation von innen**: Trinken Sie ausreichend Wasser, um die Haut von innen heraus zu hydratisieren.

- **Vermeidung von Reizstoffen**: Vermeiden Sie Produkte mit Alkohol, Duftstoffen und anderen potenziell reizenden Inhaltsstoffen, insbesondere wenn Sie empfindliche Haut haben.

- **Schichtpflege**: Bei der Anwendung mehrerer Hautpflegeprodukte (wie Seren, Öle und Feuchtigkeitscremes) sollten Sie die Produkte in der Reihenfolge ihrer Konsistenz auftragen, von leicht nach schwer, um die besten Ergebnisse zu erzielen.

Feuchtigkeitspflege ist ein unverzichtbarer Bestandteil jeder Hautpflegeroutine, der dazu beiträgt, die Hautbarriere zu stärken, die Hauttextur zu verbessern und Hautprobleme zu verhindern. Die Wahl der richtigen Feuchtigkeitsprodukte für Ihren Hauttyp ist entscheidend, um optimale Ergebnisse zu erzielen. Indem Sie Ihre Haut regelmäßig mit den passenden Produkten hydratisieren und pflegen, können Sie die Gesundheit und das Aussehen Ihrer Haut langfristig verbessern. In den folgenden Kapiteln dieses Buches werden wir detailliert auf weitere wichtige Aspekte der Hautpflege eingehen, einschließlich Sonnenschutz und spezifischer Hautbehandlungen, um Ihnen zu helfen, eine umfassende und effektive Hautpflegeroutine zu entwickeln.

4.4. Sonnenschutz

Notwendigkeit des Sonnenschutzes

Einführung

Sonnenschutz ist ein unverzichtbarer Bestandteil jeder Hautpflegeroutine, unabhängig vom Hauttyp oder der Jahreszeit. Die regelmäßige Anwendung von Sonnenschutzmitteln schützt die Haut vor den schädlichen Auswirkungen der ultravioletten (UV) Strahlung, die sowohl von der Sonne als auch von künstlichen Lichtquellen ausgeht.

Schutz vor UV-Strahlung

UV-Strahlung ist in zwei Haupttypen unterteilt: UVA und UVB. Beide Arten können die Haut schädigen, aber auf unterschiedliche Weise:

- **UVA-Strahlen**: Diese Strahlen dringen tief in die Haut ein und sind hauptsächlich für die Hautalterung verantwortlich. Sie können Kollagen und Elastin abbauen, was zu Falten, schlaffer Haut und Altersflecken führt. UVA-Strahlen können auch indirekt DNA-Schäden verursachen, die das Risiko für Hautkrebs erhöhen.

- **UVB-Strahlen**: Diese Strahlen sind stärker und verursachen Sonnenbrand, indem sie die oberste Hautschicht schädigen. UVB-Strahlen sind direkt für

DNA-Schäden verantwortlich, die zu Hautkrebs führen können.

Vorbeugung von Hautkrebs

Die regelmäßige Anwendung von Sonnenschutzmitteln ist eine der effektivsten Maßnahmen zur Vorbeugung von Hautkrebs. Hautkrebs, einschließlich Melanom, Basalzellkarzinom und Plattenepithelkarzinom, ist eine der häufigsten Krebsarten weltweit. UV-Strahlung ist der Hauptfaktor für die Entstehung von Hautkrebs, und der konsequente Einsatz von Sonnenschutz kann das Risiko erheblich reduzieren.

Verlangsamung der Hautalterung

Sonnenschutzmittel helfen, die Zeichen der Hautalterung zu verlangsamen, indem sie die Haut vor UV-bedingten Schäden schützen. Falten, feine Linien, Pigmentflecken und eine ungleichmäßige Hauttextur sind häufige Anzeichen der lichtbedingten Hautalterung. Der tägliche Schutz vor UV-Strahlung kann das Auftreten dieser Anzeichen verzögern und die Haut länger jung und gesund aussehen lassen.

Schutz vor Hyperpigmentierung

UV-Strahlung kann auch Hyperpigmentierung verursachen oder verschlimmern, einschließlich Melasma, Altersflecken und postinflammatorischer Hyperpigmentierung. Sonnenschutzmittel verhindern, dass UV-Strahlen die Melaninproduktion in der Haut anregen, wodurch die Entstehung oder Verschlechterung von Pigmentflecken verhindert wird.

Auswahl des richtigen Produkts

Einführung

Die Wahl des richtigen Sonnenschutzmittels ist entscheidend, um den bestmöglichen Schutz und Komfort für Ihre Haut zu gewährleisten. Es gibt verschiedene Arten von Sonnenschutzmitteln und Formulierungen, die auf unterschiedliche Bedürfnisse und Vorlieben zugeschnitten sind.

Breitband-Sonnenschutz

Ein Breitband-Sonnenschutzmittel schützt sowohl vor UVA- als auch vor UVB-Strahlen. Achten Sie beim Kauf eines Sonnenschutzmittels darauf, dass es als "Breitband" oder "breites Spektrum" gekennzeichnet ist, um sicherzustellen, dass Sie umfassenden Schutz erhalten.

Lichtschutzfaktor (LSF)

Der Lichtschutzfaktor (LSF) gibt an, wie gut ein Sonnenschutzmittel vor UVB-Strahlen schützt. Je höher der LSF, desto stärker der Schutz. Hier sind einige Richtlinien zur Auswahl des richtigen LSF:

- **LSF 15**: Bietet einen Grundschutz und ist für den Alltag geeignet, wenn Sie nur kurze Zeit im Freien verbringen.

- **LSF 30**: Bietet mittleren Schutz und ist für die meisten Menschen im Alltag geeignet.

- **LSF 50 und höher**: Bietet hohen Schutz und ist ideal für Menschen mit heller Haut, bei intensiver

Sonnenexposition oder wenn Sie längere Zeit im Freien verbringen.

Physikalische vs. chemische Sonnenschutzmittel

Es gibt zwei Haupttypen von Sonnenschutzmitteln: physikalische (mineralische) und chemische. Beide haben ihre Vor- und Nachteile:

- **Physikalische Sonnenschutzmittel**: Diese enthalten Mineralien wie Zinkoxid oder Titandioxid, die auf der Hautoberfläche eine Schutzbarriere bilden und UV-Strahlen reflektieren. Sie wirken sofort nach dem Auftragen, sind jedoch oft dicker und können einen weißen Film auf der Haut hinterlassen. Sie sind ideal für empfindliche Haut und Kinder.

- **Chemische Sonnenschutzmittel**: Diese enthalten organische Verbindungen, die UV-Strahlen absorbieren und in Wärme umwandeln. Sie müssen etwa 20 Minuten vor der Sonnenexposition aufgetragen werden, um wirksam zu sein. Sie sind leichter und hinterlassen keinen weißen Film, können jedoch bei empfindlicher Haut Irritationen verursachen.

Formulierungen und Texturen

Sonnenschutzmittel sind in verschiedenen Formulierungen erhältlich, die je nach Hauttyp und persönlichen Vorlieben ausgewählt werden sollten:

- **Lotionen und Cremes**: Diese sind am weitesten verbreitet und bieten eine gute

Feuchtigkeitsversorgung. Sie sind ideal für trockene bis normale Hauttypen.

- **Gele**: Gele sind leicht und ziehen schnell ein, was sie ideal für fettige und zu Akne neigende Haut macht.

- **Sprays**: Sprays sind praktisch für die Anwendung am Körper und schwer erreichbaren Stellen. Achten Sie darauf, sie gleichmäßig aufzutragen und einzuatmen.

- **Sticks**: Sonnenschutzsticks sind ideal für empfindliche Bereiche wie Lippen, Augen und Nase. Sie sind einfach aufzutragen und perfekt für unterwegs.

- **Getönte Sonnenschutzmittel**: Diese bieten nicht nur Schutz, sondern auch eine leichte Abdeckung, die den Hautton ausgleicht. Sie sind ideal für den täglichen Gebrauch und ersetzen oft die Grundierung.

Besondere Bedürfnisse

- **Empfindliche Haut**: Wählen Sie mineralische Sonnenschutzmittel ohne Duftstoffe und Alkohol, um Irritationen zu vermeiden.

- **Akneanfällige Haut**: Verwenden Sie ölfreie, nicht komedogene Formulierungen, die die Poren nicht verstopfen.

- **Trockene Haut**: Feuchtigkeitsspendende Sonnenschutzmittel mit zusätzlichen pflegenden Inhaltsstoffen wie Hyaluronsäure oder Glycerin sind ideal.

- **Reife Haut**: Sonnenschutzmittel mit Anti-Aging-Inhaltsstoffen wie Antioxidantien und Peptiden bieten zusätzlichen Nutzen.

Anwendungstipps für Sonnenschutzmittel

1. **Ausreichende Menge**: Tragen Sie genügend Sonnenschutzmittel auf, um einen vollständigen Schutz zu gewährleisten. Für das Gesicht wird eine etwa erbsengroße Menge empfohlen, für den Körper etwa 30 ml (eine Handvoll).

2. **Regelmäßiges Nachtragen**: Sonnenschutzmittel sollten alle zwei Stunden und nach dem Schwimmen, Schwitzen oder Abtrocknen erneut aufgetragen werden.

3. **Frühzeitiges Auftragen**: Tragen Sie chemische Sonnenschutzmittel etwa 20 Minuten vor der Sonnenexposition auf, damit sie ihre volle Wirksamkeit entfalten können. Physikalische Sonnenschutzmittel wirken sofort.

4. **Vergessen Sie nicht die Lippen**: Verwenden Sie einen Lippenbalsam mit LSF, um Ihre Lippen vor UV-Schäden zu schützen.

5. **Ganzjähriger Schutz**: Verwenden Sie Sonnenschutzmittel das ganze Jahr über, auch an bewölkten Tagen und im Winter, da UV-Strahlen immer präsent sind.

6. **Sonnenschutz und Make-up**: Tragen Sie Sonnenschutzmittel unter Ihrem Make-up auf. Es gibt

auch spezielle Make-up-Produkte mit integriertem Sonnenschutz.

Zusätzliche Schutzmaßnahmen

Sonnenschutzmittel sind ein wesentlicher Bestandteil des UV-Schutzes, sollten jedoch mit anderen Schutzmaßnahmen kombiniert werden, um den bestmöglichen Schutz zu gewährleisten:

- **Schutzkleidung**: Tragen Sie leichte, langärmelige Kleidung, Hüte und Sonnenbrillen, um Ihre Haut vor direkter Sonneneinstrahlung zu schützen.

- **Schatten suchen**: Vermeiden Sie die direkte Sonne, insbesondere zwischen 10 und 16 Uhr, wenn die UV-Strahlung am stärksten ist.

- **UV-Schutz bei Fenstern**: UV-Strahlen können durch Fensterglas dringen. Verwenden Sie Sonnenschutz auch in Innenräumen, wenn Sie längere Zeit in der Nähe von Fenstern verbringen.

Sonnenschutz ist ein unverzichtbarer Bestandteil der Hautpflege, der vor den schädlichen Auswirkungen der UV-Strahlung schützt, das Hautkrebsrisiko reduziert und die Hautalterung verlangsamt. Die Auswahl des richtigen Sonnenschutzmittels, das zu Ihrem Hauttyp und Ihren Bedürfnissen passt, ist entscheidend, um optimalen Schutz und Komfort zu gewährleisten. Durch die Kombination von Sonnenschutzmitteln mit zusätzlichen Schutzmaßnahmen können Sie Ihre Haut das ganze Jahr über vor UV-Schäden bewahren und ihre Gesundheit und Schönheit langfristig erhalten.

KAPITEL 5: HÄUFIGE HAUTPROBLEME UND LÖSUNGEN

5.1. Akne

Ursachen und Vorbeugung

Einführung

Akne ist eine der häufigsten Hauterkrankungen, die Menschen jeden Alters betreffen kann. Sie tritt auf, wenn Haarfollikel mit Öl und abgestorbenen Hautzellen verstopft werden. Akne kann verschiedene Formen annehmen, von Mitessern und Pickeln bis hin zu schwereren Zysten und Knoten. Das Verständnis der Ursachen von Akne und der richtigen Vorbeugungsmaßnahmen ist der erste Schritt zur Behandlung und Verhinderung dieser Hauterkrankung.

Ursachen von Akne

1. **Überproduktion von Talg**

Talg ist eine ölige Substanz, die von den Talgdrüsen produziert wird, um die Haut zu schmieren und zu schützen. Bei Akne neigender Haut produzieren die Talgdrüsen jedoch übermäßig viel Talg, was zu verstopften Poren führen kann. Diese Überproduktion kann durch verschiedene Faktoren wie Hormone, genetische Veranlagung und bestimmte Medikamente ausgelöst werden.

2. **Verstopfte Haarfollikel**

Wenn Talg und abgestorbene Hautzellen die Haarfollikel verstopfen, entsteht ein idealer Nährboden für Bakterien.

Diese Verstopfungen können zu Mitessern und Pickeln führen. Wenn die Haarfollikel komplett blockiert sind, kann dies zu schmerzhaften Zysten und Knoten führen.

3. Bakterien

Das Bakterium Propionibacterium acnes (P. acnes) spielt eine Schlüsselrolle bei der Entstehung von Akne. Diese Bakterien gedeihen in den verstopften Haarfollikeln und vermehren sich schnell, was zu Entzündungen und Infektionen führt. Die Entzündung verursacht Rötungen, Schwellungen und Eiterbildung, die für Akne charakteristisch sind.

4. Hormone

Hormone spielen eine wesentliche Rolle bei der Entwicklung von Akne, insbesondere während der Pubertät, der Menstruation, der Schwangerschaft und der Einnahme von Verhütungsmitteln. Androgene, eine Gruppe von Hormonen, die sowohl bei Männern als auch bei Frauen vorkommen, können die Talgproduktion erhöhen und so Akne verschlimmern.

5. Genetische Veranlagung

Die Neigung zu Akne kann vererbt werden. Wenn ein oder beide Elternteile Akne hatten, ist die Wahrscheinlichkeit höher, dass auch ihre Kinder davon betroffen sind. Genetische Faktoren beeinflussen die Talgproduktion, die Hautstruktur und die Reaktion des Immunsystems auf Bakterien.

6. Ernährung

Obwohl die Forschung noch nicht endgültig ist, deuten einige Studien darauf hin, dass bestimmte Lebensmittel Akne verschlimmern können. Dazu gehören Lebensmittel mit hohem glykämischen Index (wie Zucker und raffinierte Kohlenhydrate) sowie Milchprodukte. Eine ausgewogene Ernährung mit viel Obst, Gemüse und Vollkornprodukten kann dazu beitragen, das Risiko von Akne zu verringern.

7. Stress

Stress kann die Hormone beeinflussen und die Talgproduktion erhöhen, was zu Akne führen kann. Stress kann auch die Hautpflege-Routine beeinträchtigen, was die Situation weiter verschlimmern kann.

Vorbeugung von Akne

1. Regelmäßige Reinigung

Eine gründliche, aber sanfte Reinigung der Haut ist entscheidend, um überschüssigen Talg und abgestorbene Hautzellen zu entfernen. Verwenden Sie ein mildes Reinigungsmittel, das speziell für Akne neigende Haut entwickelt wurde, und reinigen Sie Ihr Gesicht zweimal täglich.

2. Vermeidung von Hautirritationen

Vermeiden Sie es, Ihr Gesicht häufig zu berühren oder Pickel auszudrücken, da dies die Haut reizen und die Bakterienverbreitung fördern kann. Verwenden Sie sanfte Hautpflegeprodukte und vermeiden Sie Produkte mit Alkohol oder anderen reizenden Inhaltsstoffen.

3. Auswahl der richtigen Hautpflegeprodukte

Wählen Sie nicht komedogene Hautpflege- und Make-up-Produkte, die die Poren nicht verstopfen. Achten Sie auf

Formulierungen, die speziell für Akne neigende Haut entwickelt wurden und Inhaltsstoffe wie Salicylsäure oder Benzoylperoxid enthalten.

4. Gesunde Ernährung

Eine ausgewogene Ernährung, die reich an Obst, Gemüse und Vollkornprodukten ist, kann dazu beitragen, das Risiko von Akne zu verringern. Versuchen Sie, den Konsum von Zucker und Milchprodukten zu reduzieren und trinken Sie ausreichend Wasser, um die Haut hydratisiert zu halten.

5. Stressmanagement

Finden Sie Wege, um Stress abzubauen, wie regelmäßige Bewegung, Meditation oder Hobbys. Ein gesunder Lebensstil kann dazu beitragen, die Hormone zu regulieren und das Risiko von Akne zu verringern.

6. Hautschutz

Schützen Sie Ihre Haut vor schädlichen Umwelteinflüssen wie UV-Strahlung und Umweltverschmutzung. Verwenden Sie täglich Sonnenschutzmittel mit einem hohen Lichtschutzfaktor (LSF), um Ihre Haut zu schützen und Akne zu verhindern.

Empfohlene Behandlungen

Einführung

Die Behandlung von Akne kann eine Herausforderung sein, erfordert jedoch eine Kombination aus topischen und systemischen Therapien, je nach Schweregrad der Erkrankung. Es ist wichtig, die richtige Behandlung für Ihren Hauttyp und Ihre spezifischen Bedürfnisse zu finden. Hier sind einige der am häufigsten empfohlenen Behandlungen für Akne.

Topische Behandlungen

1. **Benzoylperoxid**

Benzoylperoxid ist ein starkes antimikrobielles Mittel, das die Anzahl der Bakterien auf der Haut reduziert und Entzündungen lindert. Es hilft auch, die Poren zu öffnen und den Talgfluss zu regulieren. Benzoylperoxid ist in verschiedenen Konzentrationen erhältlich und kann in Form von Gelen, Cremes oder Reinigungsmitteln verwendet werden. Beginnen Sie mit einer niedrigeren Konzentration, um Irritationen zu vermeiden, und erhöhen Sie die Konzentration nach Bedarf.

2. **Salicylsäure**

Salicylsäure ist eine Beta-Hydroxysäure (BHA), die hilft, abgestorbene Hautzellen zu entfernen und die Poren zu reinigen. Sie hat entzündungshemmende Eigenschaften und kann die Talgproduktion regulieren. Salicylsäure ist in verschiedenen Konzentrationen erhältlich und kann in Form von Reinigungsmitteln, Tonern und Seren verwendet werden.

3. **Retinoide**

Retinoide sind Vitamin-A-Derivate, die die Zellregeneration fördern und die Poren offen halten. Sie sind wirksam bei der Behandlung von Mitessern, Pickeln und entzündlicher Akne. Topische Retinoide sind in Form von Cremes und Gelen erhältlich und sollten abends aufgetragen werden, da sie die Haut lichtempfindlich machen können. Zu den häufig verwendeten Retinoiden gehören Tretinoin, Adapalen und Tazaroten.

4. Antibiotika

Topische Antibiotika wie Clindamycin und Erythromycin können zur Behandlung von entzündlicher Akne eingesetzt werden. Sie wirken, indem sie das Wachstum von Akne verursachenden Bakterien hemmen und Entzündungen reduzieren. Topische Antibiotika sollten in Kombination mit anderen Aknebehandlungen verwendet werden, um die Entwicklung von Antibiotikaresistenzen zu vermeiden.

Systemische Behandlungen

1. Orale Antibiotika

Orale Antibiotika wie Doxycyclin, Minocyclin und Tetracyclin werden häufig zur Behandlung von mittelschwerer bis schwerer Akne eingesetzt. Sie wirken, indem sie die Bakterienzahl reduzieren und Entzündungen bekämpfen. Orale Antibiotika sollten nur kurzfristig verwendet werden, um Resistenzen zu vermeiden. In der Regel werden sie in Kombination mit topischen Behandlungen angewendet.

2. Orale Kontrazeptiva

Orale Kontrazeptiva, auch Antibabypillen genannt, können bei Frauen mit hormonell bedingter Akne wirksam sein. Sie regulieren die Hormonproduktion und reduzieren die Talgproduktion. Zu den häufig verwendeten oralen Kontrazeptiva zur Aknebehandlung gehören Kombinationen aus Ethinylestradiol und verschiedenen Gestagenen wie Drospirenon, Norgestimat und Cyproteronacetat.

3. Isotretinoin

Isotretinoin ist ein starkes orales Retinoid, das bei schwerer, therapieresistenter Akne eingesetzt wird. Es wirkt, indem es die Talgproduktion drastisch reduziert, die Poren öffnet und Entzündungen bekämpft. Isotretinoin hat viele potenzielle Nebenwirkungen und erfordert eine sorgfältige Überwachung durch einen Dermatologen. Es ist bekannt für seine Wirksamkeit, kann aber auch schwere Trockenheit, Stimmungsschwankungen und teratogene Effekte verursachen.

Zusätzliche Behandlungen

1. **Chemische Peelings**

Chemische Peelings verwenden Säuren wie Glykolsäure, Salicylsäure oder Milchsäure, um die obersten Hautschichten zu entfernen und die Zellerneuerung zu fördern. Diese Behandlungen können dazu beitragen, Akne zu reduzieren und das Hautbild zu verbessern. Chemische Peelings sollten von einem Fachmann durchgeführt werden, um Hautschäden zu vermeiden.

2. **Laser- und Lichttherapie**

Laser- und Lichttherapien sind nicht-invasive Behandlungen, die darauf abzielen, Akne verursachende Bakterien zu zerstören und Entzündungen zu reduzieren. Blaulichttherapie und intensives gepulstes Licht (IPL) sind gängige Methoden, die zur Behandlung von Akne eingesetzt werden. Diese Behandlungen können auch die Kollagenproduktion fördern und Aknenarben reduzieren.

3. Microneedling

Microneedling ist ein Verfahren, bei dem feine Nadeln verwendet werden, um Mikroverletzungen in der Haut zu erzeugen. Dies stimuliert die Kollagenproduktion und kann helfen, Aknenarben zu glätten und das Hautbild zu verbessern. Microneedling kann in Kombination mit topischen Behandlungen verwendet werden, um deren Wirksamkeit zu erhöhen.

4. Steroidinjektionen

Steroidinjektionen können bei schweren, entzündlichen Akne-Läsionen wie Knoten und Zysten verwendet werden. Ein Kortikosteroid wird direkt in die Läsion injiziert, um Entzündungen und Schmerzen schnell zu reduzieren. Diese Behandlung sollte nur von einem Dermatologen durchgeführt werden.

Natürliche und Hausmittel

1. Teebaumöl

Teebaumöl hat antimikrobielle und entzündungshemmende Eigenschaften, die bei der Behandlung von Akne helfen können. Es kann topisch auf die betroffenen Stellen aufgetragen werden, sollte jedoch verdünnt werden, um Hautirritationen zu vermeiden.

2. Aloe Vera

Aloe Vera hat beruhigende und heilende Eigenschaften, die bei der Behandlung von Akne hilfreich sein können. Es kann direkt aus der Pflanze extrahiert und auf die Haut aufgetragen werden oder als Bestandteil in Hautpflegeprodukten verwendet werden.

3. **Honig**

Honig hat antibakterielle und entzündungshemmende Eigenschaften, die bei der Behandlung von Akne hilfreich sein können. Eine dünne Schicht Honig kann als Maske aufgetragen und nach 15-20 Minuten abgewaschen werden.

4. **Grüner Tee**

Grüner Tee enthält Antioxidantien und entzündungshemmende Verbindungen, die bei der Behandlung von Akne hilfreich sein können. Extrakte oder Teebeutel können auf die Haut aufgetragen oder in Hautpflegeprodukten verwendet werden.

Lebensstiländerungen

1. **Gesunde Ernährung**

Eine ausgewogene Ernährung mit viel Obst, Gemüse, Vollkornprodukten und gesunden Fetten kann dazu beitragen, Akne zu reduzieren. Vermeiden Sie zucker- und fettreiche Lebensmittel, die Akne verschlimmern können.

2. **Hydratation**

Trinken Sie ausreichend Wasser, um Ihre Haut hydratisiert zu halten und die Entgiftung des Körpers zu unterstützen. Hydratation spielt eine wichtige Rolle bei der Aufrechterhaltung einer gesunden Haut.

3. **Stressbewältigung**

Stress kann Akne verschlimmern. Finden Sie Wege, um Stress abzubauen, wie regelmäßige Bewegung, Meditation, Yoga oder Hobbys, die Ihnen Freude bereiten.

4. **Regelmäßige Bewegung**

Regelmäßige Bewegung fördert die Durchblutung und kann helfen, Stress abzubauen. Achten Sie darauf, Ihr Gesicht nach dem Training zu reinigen, um Schweiß und Schmutz zu entfernen, die die Poren verstopfen können.

Akne ist eine komplexe Hauterkrankung, die durch eine Vielzahl von Faktoren verursacht wird, darunter Überproduktion von Talg, verstopfte Poren, Bakterien, Hormone, genetische Veranlagung, Ernährung und Stress. Die Vorbeugung und Behandlung von Akne erfordert eine umfassende Herangehensweise, die sowohl topische als auch systemische Behandlungen umfasst.

Durch regelmäßige Reinigung, die Verwendung der richtigen Hautpflegeprodukte und eine gesunde Lebensweise können Sie das Risiko von Akne reduzieren und die Gesundheit Ihrer Haut verbessern. Wenn Sie unter schwerer oder hartnäckiger Akne leiden, sollten Sie einen Dermatologen konsultieren, um eine individuell angepasste Behandlung zu erhalten. Mit der richtigen Pflege und Behandlung können Sie eine klare, gesunde Haut erreichen und erhalten.

5.2. Vorzeitige Hautalterung

Ursachen und Anzeichen

Einführung

Vorzeitige Hautalterung ist ein häufiges Problem, das viele Menschen betrifft. Sie tritt auf, wenn die Haut schneller altert als erwartet, oft aufgrund von äußeren Einflüssen und Lebensstilfaktoren. Die Hautalterung ist ein natürlicher

Prozess, der durch genetische und umweltbedingte Faktoren beeinflusst wird. Ein besseres Verständnis der Ursachen und Anzeichen der vorzeitigen Hautalterung kann dabei helfen, wirksame Präventions- und Behandlungsstrategien zu entwickeln.

Ursachen der vorzeitigen Hautalterung

1. UV-Strahlung

UV-Strahlung ist einer der Hauptfaktoren für die vorzeitige Hautalterung. UVA-Strahlen dringen tief in die Haut ein und schädigen das Kollagen und die Elastinfasern, die der Haut ihre Festigkeit und Elastizität verleihen. UVB-Strahlen verursachen Sonnenbrand und DNA-Schäden. Langfristige UV-Exposition führt zu Falten, Altersflecken und einem erhöhten Risiko für Hautkrebs.

2. Umweltverschmutzung

Umweltverschmutzung, insbesondere in städtischen Gebieten, kann freie Radikale in der Haut erzeugen, die Zellschäden verursachen. Diese freien Radikale greifen Kollagen und Elastin an und beschleunigen den Alterungsprozess. Schadstoffe wie Rauch und Smog können auch Entzündungen und oxidative Schäden verursachen, die zu vorzeitiger Hautalterung führen.

3. Rauchen

Rauchen ist ein weiterer signifikanter Faktor für die vorzeitige Hautalterung. Die in Zigaretten enthaltenen Chemikalien verengen die Blutgefäße in der Haut, reduzieren den Sauerstoff- und Nährstofffluss und schädigen das Kollagen und Elastin. Rauchen führt zu tiefen Falten, besonders um den Mund und die Augen, und zu einem stumpfen, grauen Teint.

4. Ungesunde Ernährung

Eine Ernährung, die reich an Zucker und verarbeiteten Lebensmitteln ist, kann die Hautalterung beschleunigen. Zucker kann sich an Proteine binden und sogenannte Advanced Glycation Endprodukte (AGEs) bilden, die das Kollagen schädigen und Faltenbildung fördern. Eine ausgewogene Ernährung mit viel Obst, Gemüse und gesunden Fetten kann helfen, die Haut gesund und jugendlich zu halten.

5. Stress

Chronischer Stress kann den Alterungsprozess beschleunigen, indem er die Hormone beeinflusst und Entzündungen im Körper fördert. Stress kann auch zu schlechten Gewohnheiten wie Schlafmangel und ungesunder Ernährung führen, die die Hautalterung weiter verschlimmern.

6. Schlafmangel

Ausreichender Schlaf ist entscheidend für die Hautregeneration. Während des Schlafs repariert und regeneriert sich die Haut. Schlafmangel kann zu dunklen Augenringen, blasser Haut und erhöhter Faltenbildung führen. Eine gute Schlafhygiene ist daher wichtig für eine gesunde, jugendlich aussehende Haut.

7. Genetik

Genetische Faktoren spielen ebenfalls eine Rolle bei der Hautalterung. Die genetische Veranlagung bestimmt, wie schnell und in welcher Weise die Haut altert. Während genetische Faktoren nicht verändert werden können, können andere Ursachen der vorzeitigen Hautalterung durch geeignete Maßnahmen beeinflusst werden.

Anzeichen der vorzeitigen Hautalterung

1. Falten und feine Linien

Eines der ersten und auffälligsten Anzeichen der Hautalterung sind Falten und feine Linien, die sich besonders um die Augen, den Mund und auf der Stirn bilden. Diese entstehen durch den Abbau von Kollagen und Elastin sowie durch wiederholte Gesichtsausdrücke.

2. Verlust der Hautelastizität

Mit der Zeit verliert die Haut ihre Spannkraft und Festigkeit. Dies führt zu schlaffer Haut, insbesondere im Gesicht, am Hals und an den Händen. Der Verlust der Elastizität ist auf den Abbau von Kollagen und Elastin zurückzuführen.

3. Altersflecken und Hyperpigmentierung

UV-Strahlung kann zu einer ungleichmäßigen Pigmentierung der Haut führen, was sich in Form von Altersflecken und dunklen Flecken zeigt. Diese Pigmentveränderungen sind oft das Ergebnis von Sonnenschäden und treten häufig im Gesicht, an den Händen und am Dekolleté auf.

4. Trockene Haut

Mit zunehmendem Alter verliert die Haut an Feuchtigkeit und Fett, was zu Trockenheit und Schuppenbildung führen kann. Trockene Haut kann rau und matt aussehen und ist anfälliger für Faltenbildung.

5. **Vergrößerte Poren**

Die Poren können mit der Zeit größer erscheinen, da die Haut an Festigkeit verliert und die Poren weniger straff gehalten werden. Dies ist oft auf den Verlust von Kollagen und Elastin zurückzuführen.

6. **Stumpfer Teint**

Ein Mangel an Durchblutung und Zellregeneration kann zu einem stumpfen, müden Teint führen. Die Haut verliert ihren natürlichen Glanz und wirkt weniger strahlend.

Strategien zur Vorbeugung und Behandlung

Einführung

Die Vorbeugung und Behandlung der vorzeitigen Hautalterung erfordert eine Kombination aus Lebensstiländerungen, Hautpflege und gegebenenfalls medizinischen Behandlungen. Hier sind einige effektive Strategien, um die Hautalterung zu verlangsamen und die Haut jugendlich und gesund zu halten.

Sonnenschutz

1. **Täglicher Gebrauch von Sonnenschutzmitteln**

Der tägliche Gebrauch von Sonnenschutzmitteln mit einem hohen Lichtschutzfaktor (LSF) ist eine der wirksamsten Methoden, um vorzeitige Hautalterung zu verhindern. Sonnenschutzmittel sollten sowohl UVA- als auch UVB-Schutz bieten. Tragen Sie den Sonnenschutz jeden Morgen auf, unabhängig vom Wetter, und erneuern Sie ihn alle zwei Stunden, wenn Sie sich im Freien aufhalten.

2. **Schutzkleidung**

Tragen Sie Schutzkleidung, einschließlich Hüten, Sonnenbrillen und langärmeliger Kleidung, um Ihre Haut vor direkter Sonneneinstrahlung zu schützen. Suchen Sie Schatten, besonders während der Stunden, in denen die Sonne am stärksten ist (10 bis 16 Uhr).

Hautpflege

1. **Reinigung und Feuchtigkeitspflege**

Eine gründliche, aber sanfte Reinigung ist wichtig, um Schmutz, Öl und abgestorbene Hautzellen zu entfernen. Verwenden Sie eine feuchtigkeitsspendende Reinigungscreme oder -lotion, die die Haut nicht austrocknet. Nach der Reinigung sollten Sie eine Feuchtigkeitscreme auftragen, die speziell für Ihren Hauttyp geeignet ist. Feuchtigkeitscremes helfen, die Hautbarriere zu stärken und die Haut geschmeidig zu halten.

2. **Antioxidantien**

Antioxidantien wie Vitamin C, Vitamin E und Ferulasäure können freie Radikale neutralisieren und die Haut vor oxidativem Stress schützen. Verwenden Sie Seren und Cremes, die Antioxidantien enthalten, um Ihre Haut zu schützen und zu stärken.

3. **Retinoide**

Retinoide, einschließlich Retinol und Tretinoin, sind Vitamin-A-Derivate, die die Zellregeneration fördern und die Kollagenproduktion anregen. Sie sind wirksam bei der Reduzierung von feinen Linien, Falten und Hyperpigmentierung. Beginnen Sie mit einer niedrigen

Konzentration und erhöhen Sie diese nach Bedarf, um Irritationen zu vermeiden.

4. Hyaluronsäure

Hyaluronsäure ist ein natürlicher Bestandteil der Haut, der hilft, Feuchtigkeit zu binden. Produkte, die Hyaluronsäure enthalten, können die Haut hydratisieren und praller machen, wodurch Falten weniger sichtbar werden.

5. Peptide

Peptide sind kurze Aminosäureketten, die die Kollagenproduktion stimulieren und die Hautstruktur verbessern. Peptid-haltige Produkte können dazu beitragen, die Haut zu festigen und feine Linien zu glätten.

Gesunde Lebensweise

1. Ausgewogene Ernährung

Eine ausgewogene Ernährung, die reich an Obst, Gemüse, Vollkornprodukten und gesunden Fetten ist, kann die Hautgesundheit unterstützen. Lebensmittel, die reich an Antioxidantien, Vitaminen und Mineralstoffen sind, fördern eine gesunde Haut und bekämpfen freie Radikale.

2. Ausreichende Flüssigkeitszufuhr

Trinken Sie ausreichend Wasser, um Ihre Haut hydratisiert zu halten. Hydratation ist entscheidend für die Hautelastizität und -festigkeit.

3. Rauchen aufgeben

Das Aufgeben des Rauchens ist eine der besten Maßnahmen, um die Hautalterung zu verlangsamen. Rauchen schädigt das

Kollagen und Elastin und führt zu einem stumpfen Teint und tiefen Falten.

4. Stressmanagement

Finden Sie Wege, um Stress abzubauen, wie regelmäßige Bewegung, Meditation, Yoga oder Hobbys, die Ihnen Freude bereiten. Ein gesunder Lebensstil kann dazu beitragen, die Hautalterung zu verlangsamen.

5. Ausreichend Schlaf

Stellen Sie sicher, dass Sie ausreichend schlafen, um die Hautregeneration zu unterstützen. Schlafmangel kann zu vorzeitiger Hautalterung führen, daher ist eine gute Schlafhygiene wichtig.

Medizinische Behandlungen

1. Chemische Peelings

Chemische Peelings verwenden Säuren wie Glykolsäure oder Trichloressigsäure, um die obersten Hautschichten zu entfernen und die Zellerneuerung zu fördern. Dies kann dazu beitragen, feine Linien, Falten und Altersflecken zu reduzieren und das Hautbild zu verbessern.

2. Lasertherapie

Lasertherapie kann zur Behandlung von Altersflecken, Falten und ungleichmäßiger Hauttextur eingesetzt werden. Laserbehandlungen regen die Kollagenproduktion an und verbessern das Hautbild.

3. **Microneedling**

Microneedling verwendet feine Nadeln, um Mikroverletzungen in der Haut zu erzeugen. Dies stimuliert die Kollagenproduktion und kann helfen, die Haut zu straffen und feine Linien zu glätten.

4. **Fillers und Botulinumtoxin**

Dermale Fillers und Botulinumtoxin-Injektionen können zur Behandlung von tiefen Falten und Volumenverlust verwendet werden. Fillers füllen die Haut auf und glätten Falten, während Botulinumtoxin die Muskelaktivität reduziert und Mimikfalten glättet.

Vorzeitige Hautalterung wird durch eine Kombination von Faktoren verursacht, einschließlich UV-Strahlung, Umweltverschmutzung, Rauchen, ungesunder Ernährung, Stress und genetischer Veranlagung. Die Anzeichen der Hautalterung umfassen Falten, Verlust der Hautelastizität, Altersflecken, trockene Haut, vergrößerte Poren und einen stumpfen Teint.

Die Vorbeugung und Behandlung der vorzeitigen Hautalterung erfordert eine umfassende Herangehensweise, die Sonnenschutz, eine gründliche Hautpflege, eine gesunde Lebensweise und gegebenenfalls medizinische Behandlungen umfasst. Durch die Umsetzung dieser Strategien können Sie die Hautalterung verlangsamen und eine gesunde, jugendlich aussehende Haut bewahren.

5.3. Empfindliche Haut

Erkennung und Umgang

Einführung

Empfindliche Haut ist eine häufige Hauterkrankung, die durch übermäßige Reaktionen auf verschiedene Umwelteinflüsse und Produkte gekennzeichnet ist. Menschen mit empfindlicher Haut erleben oft Rötungen, Juckreiz, Brennen und Trockenheit. Das Verständnis der Ursachen und Auslöser sowie der richtigen Pflegetechniken ist entscheidend, um empfindliche Haut effektiv zu behandeln und zu schützen.

Erkennung empfindlicher Haut

1. **Häufige Symptome**

Empfindliche Haut zeigt sich durch verschiedene Symptome, die oft nach der Anwendung von Hautpflegeprodukten oder bei Umweltveränderungen auftreten. Zu den häufigsten Symptomen gehören:

- Rötungen: Plötzliche oder anhaltende Rötungen, besonders nach dem Waschen oder der Anwendung von Produkten.

- Juckreiz: Ein unangenehmes Kribbeln oder Jucken, das durch bestimmte Inhaltsstoffe oder Umweltfaktoren ausgelöst werden kann.

- Brennen: Ein brennendes Gefühl, das nach der Anwendung bestimmter Produkte auftreten kann.

- Trockenheit: Schuppenbildung und Trockenheit, die die Haut rau und gespannt erscheinen lassen.

- Spannungsgefühl: Ein unangenehmes Gefühl der Enge, besonders nach dem Waschen.

2. **Diagnose**

Die Diagnose empfindlicher Haut erfolgt in der Regel durch Selbstbeobachtung und Ausschluss anderer Hauterkrankungen. Dermatologen können helfen, indem sie Allergietests durchführen oder andere Hauterkrankungen wie Ekzeme oder Rosacea ausschließen. Ein Hautpflegetagebuch kann hilfreich sein, um die Auslöser und Reaktionen auf verschiedene Produkte und Umwelteinflüsse zu verfolgen.

Ursachen und Auslöser empfindlicher Haut

1. **Umweltfaktoren**

- **Klimatische Bedingungen**: Extreme Temperaturen, hohe Luftfeuchtigkeit oder trockene Luft können empfindliche Haut reizen. Kälte kann die Haut austrocknen, während Hitze zu vermehrtem Schwitzen und Reizungen führen kann.

- **UV-Strahlung**: Übermäßige Sonneneinstrahlung kann empfindliche Haut leicht verbrennen und Entzündungen verursachen. UV-Strahlen schwächen die Hautbarriere und machen sie anfälliger für Irritationen.

2. **Hautpflegeprodukte**

- **Duftstoffe**: Duftstoffe in Kosmetika und Reinigungsmitteln sind häufige Auslöser von Hautirritationen.

- **Konservierungsstoffe**: Bestimmte Konservierungsstoffe wie Parabene oder Formaldehydfreisetzer können empfindliche Haut reizen.

- **Alkohol**: Alkoholhaltige Produkte können die Haut austrocknen und Reizungen verstärken.

3. Genetische Veranlagung

Genetik spielt eine wesentliche Rolle bei der Empfindlichkeit der Haut. Menschen mit einer familiären Vorgeschichte von empfindlicher Haut, Ekzemen oder Allergien haben ein höheres Risiko, selbst empfindliche Haut zu entwickeln.

4. Hormonelle Veränderungen

Hormonelle Schwankungen, wie sie während der Pubertät, Schwangerschaft oder Menopause auftreten, können die Hautempfindlichkeit erhöhen. Hormonelle Veränderungen beeinflussen die Hautbarriere und die Talgproduktion.

5. Lebensstilfaktoren

- **Stress**: Chronischer Stress kann die Hautempfindlichkeit erhöhen und zu Entzündungen führen.

- **Schlafmangel**: Unzureichender Schlaf kann die Hautregeneration beeinträchtigen und die Empfindlichkeit erhöhen.

- **Ernährung**: Bestimmte Lebensmittel, insbesondere scharfe Gewürze, Alkohol und Koffein, können empfindliche Haut reizen.

Umgang mit empfindlicher Haut

1. **Sanfte Reinigungsmethoden**

- **Milde Reinigungsmittel**: Verwenden Sie milde, seifenfreie Reinigungsmittel, die speziell für empfindliche Haut entwickelt wurden. Vermeiden Sie Produkte mit Duftstoffen und Alkohol.

- **Lauwarmes Wasser**: Waschen Sie Ihr Gesicht mit lauwarmem Wasser, um Reizungen zu vermeiden. Heißes Wasser kann die Haut austrocknen und Reizungen verstärken.

- **Sanftes Trocknen**: Tupfen Sie Ihr Gesicht nach dem Waschen sanft mit einem weichen Handtuch trocken, anstatt es zu reiben.

2. **Feuchtigkeitspflege**

- **Feuchtigkeitsspendende Produkte**: Verwenden Sie feuchtigkeitsspendende Produkte, die Hyaluronsäure, Glycerin oder Ceramide enthalten, um die Hautbarriere zu stärken und Feuchtigkeit zu spenden.

- **Hypoallergene Produkte**: Wählen Sie hypoallergene Feuchtigkeitscremes, die frei von Duftstoffen und potenziell irritierenden Inhaltsstoffen sind.

- **Regelmäßige Anwendung**: Tragen Sie Feuchtigkeitscreme regelmäßig auf, besonders nach dem Waschen, um die Haut hydratisiert zu halten.

3. **Sonnenschutz**

- **Breitband-Sonnenschutzmittel**: Verwenden Sie täglich Sonnenschutzmittel mit einem hohen

Lichtschutzfaktor (LSF) und Breitbandschutz gegen UVA- und UVB-Strahlen.

- **Mineralische Sonnenschutzmittel**: Wählen Sie mineralische Sonnenschutzmittel mit Zinkoxid oder Titandioxid, die weniger reizend sind als chemische Filter.

- **Schutzkleidung**: Tragen Sie Schutzkleidung, einschließlich Hüten und Sonnenbrillen, um die Haut vor direkter Sonneneinstrahlung zu schützen.

4. **Vermeidung von Reizstoffen**

- **Duftfreie Produkte**: Wählen Sie Hautpflege- und Reinigungsprodukte, die als duftfrei und hypoallergen gekennzeichnet sind.

- **Vermeidung von Alkohol**: Vermeiden Sie alkoholhaltige Produkte, da diese die Haut austrocknen und reizen können.

- **Pflanzliche Inhaltsstoffe**: Achten Sie auf pflanzliche Inhaltsstoffe wie Aloe Vera, Kamille und Haferextrakt, die beruhigende Eigenschaften haben.

5. **Gesunde Lebensweise**

- **Ausgewogene Ernährung**: Eine ausgewogene Ernährung mit viel Obst, Gemüse und gesunden Fetten kann die Hautgesundheit unterstützen.

- **Stressabbau**: Finden Sie Wege, um Stress abzubauen, wie regelmäßige Bewegung, Meditation oder Yoga.

- **Ausreichend Schlaf**: Stellen Sie sicher, dass Sie ausreichend Schlaf bekommen, um die Hautregeneration zu unterstützen.

- **Hydratation**: Trinken Sie ausreichend Wasser, um die Haut von innen heraus zu hydratisieren.

Sanfte Produkte und Techniken

Einführung

Die Wahl der richtigen Hautpflegeprodukte und -techniken ist entscheidend, um empfindliche Haut zu beruhigen und zu schützen. Hier sind einige empfohlene Produkte und Techniken für die Pflege empfindlicher Haut.

Sanfte Reinigungsprodukte

- **Reinigungsmilch**: Eine sanfte Reinigungsmilch, die die Haut nicht austrocknet und gleichzeitig Schmutz und Make-up entfernt.

- **Mizellenwasser**: Mizellenwasser ist sanft und effektiv bei der Entfernung von Schmutz und Make-up, ohne die Haut zu reizen.

- **Hydratisierende Reinigungstücher**: Verwenden Sie feuchtigkeitsspendende Reinigungstücher, die speziell für empfindliche Haut entwickelt wurden.

Beruhigende Feuchtigkeitscremes

- **Feuchtigkeitscremes mit Ceramiden**: Ceramide helfen, die Hautbarriere zu stärken und Feuchtigkeit zu speichern.

- **Produkte mit Hyaluronsäure**: Hyaluronsäure zieht Wasser in die Haut und hält sie hydratisiert und prall.

- **Beruhigende Inhaltsstoffe**: Suchen Sie nach Produkten, die Aloe Vera, Kamille oder Haferextrakt enthalten, um Rötungen und Reizungen zu lindern.

Sonnenschutz für empfindliche Haut

- **Mineralische Sonnenschutzmittel**: Verwenden Sie mineralische Sonnenschutzmittel mit Zinkoxid oder Titandioxid, die weniger reizend sind.

- **Getönte Sonnenschutzmittel**: Getönte Sonnenschutzmittel bieten zusätzlichen Schutz und können helfen, Rötungen und Hautverfärbungen zu kaschieren.

Beruhigende Masken und Behandlungen

- **Hydratisierende Masken**: Verwenden Sie feuchtigkeitsspendende Masken mit Hyaluronsäure oder Glycerin, um die Haut intensiv zu hydratisieren.

- **Beruhigende Gel-Masken**: Gel-Masken mit Aloe Vera oder Kamille können helfen, Rötungen und Reizungen zu reduzieren.

- **Beruhigende Seren**: Seren mit beruhigenden Inhaltsstoffen wie Niacinamid oder Panthenol können helfen, die Haut zu beruhigen und zu stärken.

Techniken zur Beruhigung empfindlicher Haut

1. Sanfte Massage

Eine sanfte Gesichtsmassage kann die Durchblutung fördern und die Aufnahme von Pflegeprodukten verbessern. Verwenden Sie dabei sanfte, aufwärts gerichtete Bewegungen und vermeiden Sie starkes Reiben.

2. Kalte Kompressen

Kalte Kompressen können helfen, Rötungen und Entzündungen zu reduzieren. Tränken Sie ein weiches Tuch in kaltem Wasser und legen Sie es für einige Minuten auf das Gesicht.

3. Dampfbäder

Ein Dampfbad kann helfen, die Poren zu öffnen und die Haut zu reinigen. Achten Sie jedoch darauf, dass das Wasser nicht zu heiß ist, um Reizungen zu vermeiden. Fügen Sie beruhigende Kräuter wie Kamille oder Lavendel hinzu, um die Haut weiter zu beruhigen.

Zusätzliche Tipps für empfindliche Haut

1. Regelmäßige Pflege

Halten Sie sich an eine regelmäßige Hautpflegeroutine, um die Hautbarriere zu stärken und Reizungen zu minimieren. Konsistenz ist der Schlüssel zur Pflege empfindlicher Haut.

2. Vermeidung von Überpflegung

Zu viele Produkte und häufige Wechsel der Hautpflegeroutine können empfindliche Haut reizen. Halten

Sie Ihre Routine einfach und verwenden Sie nur die notwendigsten Produkte.

3. **Patch-Test**

Führen Sie immer einen Patch-Test durch, bevor Sie ein neues Produkt verwenden. Tragen Sie eine kleine Menge des Produkts auf eine unauffällige Stelle auf und beobachten Sie die Reaktion der Haut über 24 Stunden.

4. **Vermeidung von aggressiven Behandlungen**

Vermeiden Sie aggressive Behandlungen wie starke chemische Peelings oder Microdermabrasion, die die Haut reizen können. Wählen Sie stattdessen sanfte Alternativen.

Zusammenfassung

Empfindliche Haut erfordert besondere Aufmerksamkeit und Pflege. Durch die Erkennung der Symptome und Auslöser können Sie besser verstehen, wie Sie empfindliche Haut behandeln und schützen können. Verwenden Sie sanfte Produkte und Techniken, um Reizungen zu minimieren und die Haut zu beruhigen. Eine regelmäßige Hautpflegeroutine, die speziell auf empfindliche Haut abgestimmt ist, kann helfen, die Haut gesund und strahlend zu halten. Mit den richtigen Maßnahmen und Produkten können Sie empfindliche Haut effektiv pflegen und ihre Widerstandsfähigkeit stärken.

KAPITEL 6: NATÜRLICHE HAUTPFLEGEPRODUKTE

6.1. Vorteile natürlicher Produkte

Warum natürliche Produkte wählen?

Einführung

Natürliche Hautpflegeprodukte haben in den letzten Jahren stark an Beliebtheit gewonnen. Viele Menschen entscheiden sich für natürliche Alternativen, um ihre Haut zu pflegen, da sie sanfter, umweltfreundlicher und oft frei von synthetischen Chemikalien sind. In diesem Abschnitt werden wir die Gründe für die Wahl natürlicher Hautpflegeprodukte und die Vorteile, die sie bieten, detailliert erörtern.

Vermeidung von schädlichen Chemikalien

1. **Keine synthetischen Inhaltsstoffe**

Natürliche Hautpflegeprodukte enthalten keine synthetischen Chemikalien, Parabene, Sulfate oder künstliche Duftstoffe, die oft in konventionellen Produkten vorkommen. Diese synthetischen Inhaltsstoffe können die Haut reizen, Allergien auslösen und im schlimmsten Fall hormonelle Störungen verursachen.

2. **Sanfter zur Haut**

Da natürliche Produkte frei von aggressiven Chemikalien sind, sind sie sanfter zur Haut und minimieren das Risiko von Reizungen und allergischen Reaktionen. Dies ist besonders wichtig für Menschen mit empfindlicher Haut oder Hauterkrankungen wie Ekzemen und Rosacea.

Umweltfreundlichkeit

1. Biologisch abbaubare Inhaltsstoffe

Natürliche Hautpflegeprodukte bestehen oft aus biologisch abbaubaren Inhaltsstoffen, die die Umwelt weniger belasten. Im Gegensatz zu synthetischen Chemikalien, die in die Wasserwege gelangen und die Ökosysteme schädigen können, zersetzen sich natürliche Inhaltsstoffe auf umweltfreundliche Weise.

2. Nachhaltige Beschaffung

Viele natürliche Hautpflegeprodukte verwenden Inhaltsstoffe, die aus nachhaltigen Quellen stammen. Dies bedeutet, dass die Pflanzen und Rohstoffe, aus denen die Produkte hergestellt werden, auf umweltfreundliche Weise angebaut und geerntet werden, was die Auswirkungen auf die Umwelt minimiert.

Wirkung und Wirksamkeit

1. Natürliche Wirkstoffe

Natürliche Hautpflegeprodukte enthalten oft eine Vielzahl von pflanzlichen Wirkstoffen, die reich an Vitaminen, Mineralstoffen und Antioxidantien sind. Diese natürlichen Wirkstoffe können die Haut nähren, schützen und revitalisieren.

2. Langfristige Vorteile

Da natürliche Inhaltsstoffe tief in die Haut eindringen und sie von innen heraus pflegen, bieten sie langfristige Vorteile. Im

Gegensatz zu einigen synthetischen Inhaltsstoffen, die nur oberflächliche Effekte haben, fördern natürliche Produkte die Gesundheit und das Gleichgewicht der Haut langfristig.

Ethische Überlegungen

1. Tierversuchsfrei

Viele Hersteller natürlicher Hautpflegeprodukte lehnen Tierversuche ab und setzen sich für tierversuchsfreie Testmethoden ein. Dies entspricht den ethischen Überzeugungen vieler Verbraucher, die keine Produkte unterstützen möchten, die an Tieren getestet wurden.

2. Faire Arbeitsbedingungen

Hersteller natürlicher Hautpflegeprodukte achten oft darauf, dass die Rohstoffe unter fairen Arbeitsbedingungen angebaut und geerntet werden. Dies unterstützt die Gemeinden, in denen die Pflanzen angebaut werden, und fördert gerechte Handelspraktiken.

Wichtige Inhaltsstoffe und deren Vorteile

Einführung

Natürliche Hautpflegeprodukte enthalten eine Vielzahl von Inhaltsstoffen, die aus Pflanzen, Mineralien und anderen natürlichen Quellen stammen. Diese Inhaltsstoffe bieten eine Vielzahl von Vorteilen für die Haut. Im Folgenden werden einige der wichtigsten natürlichen Inhaltsstoffe und ihre Vorteile detailliert beschrieben.

Aloe Vera

1. Feuchtigkeitsspendend

Aloe Vera ist bekannt für ihre feuchtigkeitsspendenden Eigenschaften. Sie enthält Polysaccharide, die helfen, die Haut mit Feuchtigkeit zu versorgen und die Feuchtigkeit in der Haut zu speichern. Aloe Vera ist besonders vorteilhaft für trockene und dehydrierte Haut.

2. Beruhigend und heilend

Aloe Vera hat entzündungshemmende und heilende Eigenschaften. Sie kann Rötungen und Reizungen reduzieren und die Heilung von Hautschäden beschleunigen. Aloe Vera ist daher ideal für empfindliche Haut und zur Behandlung von Sonnenbrand und kleineren Hautverletzungen.

Jojobaöl

1. Ähnlichkeit mit Hauttalg

Jojobaöl ist dem natürlichen Hauttalg sehr ähnlich, was es zu einem hervorragenden Feuchtigkeitsspender macht. Es zieht leicht in die Haut ein, ohne die Poren zu verstopfen, und hilft, das natürliche Gleichgewicht der Haut zu erhalten.

2. Antioxidative Eigenschaften

Jojobaöl ist reich an Vitamin E, einem starken Antioxidans, das hilft, die Haut vor freien Radikalen zu schützen. Es kann auch die Zeichen der Hautalterung reduzieren und die Haut geschmeidig und strahlend halten.

Sheabutter

1. Intensive Feuchtigkeit

Sheabutter ist ein intensiver Feuchtigkeitsspender, der reich an Fettsäuren und Vitaminen ist. Sie hilft, die Hautbarriere zu stärken und die Haut tiefenwirksam zu hydratisieren. Sheabutter ist besonders vorteilhaft für trockene und rissige Haut.

2. Heilende Eigenschaften

Sheabutter hat entzündungshemmende und heilende Eigenschaften, die helfen können, Hautreizungen und Entzündungen zu lindern. Sie ist auch wirksam bei der Behandlung von Hauterkrankungen wie Ekzemen und Psoriasis.

Teebaumöl

1. Antimikrobiell

Teebaumöl ist bekannt für seine starken antimikrobiellen Eigenschaften. Es kann helfen, Bakterien, Pilze und Viren zu bekämpfen, was es zu einem wirksamen Mittel gegen Akne und andere Hautinfektionen macht.

2. Entzündungshemmend

Teebaumöl hat auch entzündungshemmende Eigenschaften, die helfen können, Rötungen und Schwellungen zu reduzieren. Es ist daher ideal für die Behandlung entzündlicher Hautzustände wie Akne und Rosacea.

Rosenwasser

1. Tonisierend

Rosenwasser hat tonisierende Eigenschaften, die helfen, die Haut zu straffen und zu erfrischen. Es kann als Gesichtswasser verwendet werden, um den pH-Wert der Haut auszugleichen und die Poren zu verfeinern.

2. Beruhigend

Rosenwasser hat beruhigende Eigenschaften, die helfen können, Rötungen und Reizungen zu lindern. Es ist besonders vorteilhaft für empfindliche Haut und kann helfen, die Haut zu beruhigen und zu revitalisieren.

Kamille

1. Entzündungshemmend

Kamille ist bekannt für ihre entzündungshemmenden Eigenschaften. Sie kann helfen, Hautentzündungen zu reduzieren und die Heilung von Hautreizungen zu fördern. Kamille ist ideal für empfindliche und entzündete Haut.

2. Beruhigend

Kamille hat beruhigende Eigenschaften, die helfen können, die Haut zu entspannen und Rötungen zu reduzieren. Sie ist daher ideal für die Behandlung empfindlicher und gereizter Haut.

Grüner Tee

1. Antioxidantienreich

Grüner Tee ist reich an Antioxidantien, insbesondere Polyphenolen, die helfen, die Haut vor freien Radikalen zu schützen. Diese Antioxidantien können helfen, die Zeichen der Hautalterung zu reduzieren und die Haut gesund und strahlend zu halten.

2. Entzündungshemmend

Grüner Tee hat entzündungshemmende Eigenschaften, die helfen können, Rötungen und Entzündungen zu reduzieren. Er ist daher ideal für die Behandlung entzündlicher Hautzustände wie Akne und Rosacea.

Arganöl

1. Feuchtigkeitsspendend

Arganöl ist reich an Fettsäuren und Vitamin E, die helfen, die Haut tiefenwirksam zu hydratisieren. Es zieht leicht in die Haut ein und hinterlässt ein weiches und geschmeidiges Hautgefühl.

2. Heilend

Arganöl hat heilende Eigenschaften, die helfen können, Hautschäden zu reparieren und die Hautgesundheit zu fördern. Es ist besonders vorteilhaft für trockene und geschädigte Haut.

Kurkuma

1. Entzündungshemmend

Kurkuma ist bekannt für seine starken entzündungshemmenden Eigenschaften. Es kann helfen, Hautentzündungen zu reduzieren und die Heilung von Hauterkrankungen wie Akne und Ekzemen zu fördern.

2. Aufhellend

Kurkuma hat aufhellende Eigenschaften, die helfen können, dunkle Flecken und Hyperpigmentierung zu reduzieren. Es kann helfen, den Hautton auszugleichen und die Haut strahlend und gesund aussehen zu lassen.

Honig

1. Feuchtigkeitsspendend

Honig ist ein natürlicher Feuchtigkeitsspender, der hilft, die Haut mit Feuchtigkeit zu versorgen und sie weich und geschmeidig zu halten. Honig zieht Feuchtigkeit aus der Luft an und bindet sie in der Haut.

2. Antibakteriell

Honig hat antibakterielle Eigenschaften, die helfen können, Bakterien zu bekämpfen und Hautinfektionen zu verhindern. Er ist besonders vorteilhaft für die Behandlung von Akne und anderen Hautunreinheiten.

Die Wahl natürlicher Hautpflegeprodukte bietet zahlreiche Vorteile, von der Vermeidung schädlicher Chemikalien über den Schutz der Umwelt bis hin zu ethischen Überlegungen. Natürliche Inhaltsstoffe wie Aloe Vera, Jojobaöl, Sheabutter, Teebaumöl, Rosenwasser, Kamille, Grüner Tee, Arganöl, Kurkuma und Honig bieten vielfältige Vorteile für die Haut. Sie sind sanft, wirksam und fördern die langfristige Gesundheit und das Gleichgewicht der Haut. Indem Sie natürliche Produkte in Ihre Hautpflegeroutine integrieren, können Sie Ihre Haut auf eine sanfte und nachhaltige Weise pflegen und schützen.

6.2. DIY-Rezepte

Selbstgemachte Masken, Toner und Peelings

Einführung

DIY (Do It Yourself)-Hautpflegeprodukte sind eine wunderbare Möglichkeit, natürliche und personalisierte Lösungen für Ihre Hautpflegebedürfnisse zu kreieren. Sie sind nicht nur kostengünstig, sondern ermöglichen es Ihnen auch, die Inhaltsstoffe genau zu kontrollieren und auf Ihre individuellen Bedürfnisse abzustimmen. In diesem Abschnitt werden wir einige einfache und effektive DIY-Rezepte für Masken, Toner und Peelings vorstellen.

Selbstgemachte Masken

1. **Feuchtigkeitsspendende Honig- und Avocado-Maske**

Diese Maske ist ideal für trockene und dehydrierte Haut. Honig spendet Feuchtigkeit und hat antibakterielle Eigenschaften, während Avocado reich an Vitaminen und Fettsäuren ist, die die Haut nähren.

Zutaten:

- 1 reife Avocado

- 2 Esslöffel Honig

Anleitung:

- Avocado schälen und entkernen, das Fruchtfleisch in eine Schüssel geben und zu einer glatten Paste zerdrücken.

- Honig hinzufügen und gut vermischen.

- Die Maske auf das gereinigte Gesicht auftragen und 15-20 Minuten einwirken lassen.

- Mit warmem Wasser abspülen und sanft trocken tupfen.

2. **Beruhigende Hafer- und Joghurt-Maske**

Diese Maske ist perfekt für empfindliche und gereizte Haut. Hafer hat entzündungshemmende Eigenschaften, während Joghurt Milchsäure enthält, die sanft exfoliert und die Haut beruhigt.

Zutaten:

- 3 Esslöffel Haferflocken

- 2 Esslöffel Naturjoghurt

Anleitung:

- Haferflocken in einem Mixer oder einer Küchenmaschine zu feinem Pulver mahlen.

- Joghurt hinzufügen und gut vermischen.

- Die Maske auf das Gesicht auftragen und 10-15 Minuten einwirken lassen.

- Mit lauwarmem Wasser abspülen und sanft trocken tupfen.

3. **Reinigende Ton- und Teebaumöl-Maske**

Diese Maske eignet sich hervorragend für fettige und zu Akne neigende Haut. Ton absorbiert überschüssiges Öl und reinigt die Poren, während Teebaumöl antibakterielle Eigenschaften hat.

Zutaten:

- 2 Esslöffel grüner Ton (oder ein anderer kosmetischer Ton)
- 1-2 Tropfen Teebaumöl
- Wasser (nach Bedarf)

Anleitung:

- Ton und Teebaumöl in einer Schüssel vermischen.
- Nach und nach Wasser hinzufügen, bis eine dicke Paste entsteht.
- Die Maske auf das Gesicht auftragen und 10-15 Minuten einwirken lassen.
- Mit warmem Wasser abspülen und sanft trocken tupfen.

Selbstgemachte Toner

1. Rosenwasser-Toner

Rosenwasser ist ein natürlicher Toner, der die Haut hydratisiert und beruhigt. Es hilft, den pH-Wert der Haut auszugleichen und sie zu erfrischen.

Zutaten:

- 1 Tasse Rosenwasser
- 1 Esslöffel Hamamelis (optional, für fettige Haut)

Anleitung:

- Rosenwasser und Hamamelis in einer Sprühflasche vermischen.

- Nach der Reinigung auf das Gesicht sprühen oder mit einem Wattepad auftragen.

- An einem kühlen, dunklen Ort aufbewahren und innerhalb von 2-3 Wochen aufbrauchen.

2. **Grüner Tee-Toner**

Grüner Tee ist reich an Antioxidantien und hat entzündungshemmende Eigenschaften. Dieser Toner ist ideal für alle Hauttypen.

Zutaten:

- 1 Tasse grüner Tee (abgekühlt)

- 1 Teelöffel Apfelessig

Anleitung:

- Grünen Tee und Apfelessig in einer Sprühflasche vermischen.

- Nach der Reinigung auf das Gesicht sprühen oder mit einem Wattepad auftragen.

- Im Kühlschrank aufbewahren und innerhalb von 1 Woche aufbrauchen.

3. **Gurken-Toner**

Gurken haben kühlende und erfrischende Eigenschaften und sind ideal für die Beruhigung der Haut.

Zutaten:

- 1/2 Gurke (geschält und entkernt)

- 1/4 Tasse destilliertes Wasser

Anleitung:

- Gurke in einem Mixer oder einer Küchenmaschine pürieren.

- Gurkenpüree durch ein feines Sieb oder Käsetuch pressen, um den Saft zu extrahieren.

- Gurkensaft mit destilliertem Wasser vermischen und in eine Sprühflasche füllen.

- Nach der Reinigung auf das Gesicht sprühen oder mit einem Wattepad auftragen.

- Im Kühlschrank aufbewahren und innerhalb von 1 Woche aufbrauchen.

Selbstgemachte Peelings

1. Zucker- und Kokosöl-Peeling

Dieses Peeling ist ideal für trockene Haut. Zucker exfoliert sanft, während Kokosöl die Haut mit Feuchtigkeit versorgt und nährt.

Zutaten:

- 1/2 Tasse Zucker (weiß oder braun)

- 1/4 Tasse Kokosöl

Anleitung:

- Zucker und Kokosöl in einer Schüssel vermischen.

- Auf die feuchte Haut auftragen und in kreisenden Bewegungen sanft einmassieren.

- Mit warmem Wasser abspülen und sanft trocken tupfen.

2. Kaffee- und Honig-Peeling

Dieses Peeling ist ideal für müde und stumpfe Haut. Kaffee hat antioxidative Eigenschaften und regt die Durchblutung an, während Honig feuchtigkeitsspendend und antibakteriell wirkt.

Zutaten:

- 1/4 Tasse gemahlener Kaffee
- 2 Esslöffel Honig

Anleitung:

- Kaffee und Honig in einer Schüssel vermischen.
- Auf die feuchte Haut auftragen und in kreisenden Bewegungen sanft einmassieren.
- Mit warmem Wasser abspülen und sanft trocken tupfen.

3. Hafer- und Joghurt-Peeling

Dieses Peeling ist sanft und beruhigend, ideal für empfindliche Haut. Hafer exfoliert sanft, während Joghurt die Haut hydratisiert und beruhigt.

Zutaten:

- 3 Esslöffel Haferflocken
- 2 Esslöffel Naturjoghurt

Anleitung:

- Haferflocken in einem Mixer oder einer Küchenmaschine zu feinem Pulver mahlen.

- Joghurt hinzufügen und gut vermischen.

- Auf die feuchte Haut auftragen und in kreisenden Bewegungen sanft einmassieren.

- Mit warmem Wasser abspülen und sanft trocken tupfen.

Vorsichtsmaßnahmen und Tipps

Einführung

Während DIY-Hautpflegeprodukte viele Vorteile bieten, ist es wichtig, einige Vorsichtsmaßnahmen zu beachten, um sicherzustellen, dass die Produkte sicher und effektiv sind. Hier sind einige Tipps und Vorsichtsmaßnahmen, die Sie beachten sollten, wenn Sie DIY-Hautpflegeprodukte herstellen und verwenden.

Patch-Test

Führen Sie immer einen Patch-Test durch, bevor Sie ein neues DIY-Produkt auf Ihr Gesicht auftragen. Tragen Sie eine kleine Menge des Produkts auf eine unauffällige Stelle, wie z.B. die Innenseite Ihres Arms, auf und beobachten Sie die Reaktion der Haut über 24 Stunden. Wenn keine Reizung oder allergische Reaktion auftritt, können Sie das Produkt sicher verwenden.

Frische Zutaten

Verwenden Sie immer frische und hochwertige Zutaten für Ihre DIY-Hautpflegeprodukte. Abgelaufene oder minderwertige Zutaten können die Wirksamkeit der Produkte beeinträchtigen und Hautreizungen verursachen.

Hygiene

Achten Sie auf eine gute Hygiene, wenn Sie DIY-Hautpflegeprodukte herstellen. Verwenden Sie saubere Utensilien und Behälter, um die Verbreitung von Bakterien und Schimmel zu verhindern. Waschen Sie Ihre Hände gründlich, bevor Sie mit der Herstellung beginnen.

Aufbewahrung

Bewahren Sie Ihre DIY-Produkte in sauberen, luftdichten Behältern auf, um ihre Frische zu bewahren. Einige Produkte, wie Toner und Masken, sollten im Kühlschrank aufbewahrt werden, um ihre Haltbarkeit zu verlängern. Verwenden Sie DIY-Produkte innerhalb von 1-2 Wochen, um sicherzustellen, dass sie frisch und wirksam bleiben.

Vermeidung von Allergenen

Vermeiden Sie Zutaten, auf die Sie allergisch reagieren könnten. Wenn Sie sich nicht sicher sind, ob Sie auf eine Zutat allergisch sind, konsultieren Sie einen Dermatologen oder führen Sie einen Patch-Test durch.

Vorsicht bei ätherischen Ölen

Ätherische Öle sind hochkonzentriert und können bei unsachgemäßer Anwendung Hautreizungen verursachen. Verdünnen Sie ätherische Öle immer mit einem Trägeröl, wie

Jojobaöl oder Mandelöl, bevor Sie sie auf Ihre Haut auftragen. Verwenden Sie nur wenige Tropfen ätherischer Öle, um eine sichere Konzentration zu gewährleisten.

Sanfte Anwendung

Seien Sie sanft bei der Anwendung Ihrer DIY-Hautpflegeprodukte. Vermeiden Sie starkes Reiben oder Schrubben, da dies die Haut reizen und schädigen kann. Massieren Sie die Produkte in sanften, kreisenden Bewegungen ein und spülen Sie sie gründlich mit lauwarmem Wasser ab.

Beobachten Sie Ihre Haut

Beobachten Sie die Reaktionen Ihrer Haut auf die DIY-Produkte. Wenn Sie Rötungen, Juckreiz, Brennen oder andere Anzeichen von Reizungen bemerken, stellen Sie die Verwendung des Produkts sofort ein. Konsultieren Sie einen Dermatologen, wenn die Reizung anhält.

DIY-Hautpflegeprodukte bieten eine natürliche und personalisierte Möglichkeit, Ihre Haut zu pflegen. Selbstgemachte Masken, Toner und Peelings können aus einfachen und leicht zugänglichen Zutaten hergestellt werden und bieten zahlreiche Vorteile für die Haut. Es ist jedoch wichtig, einige Vorsichtsmaßnahmen zu beachten, um sicherzustellen, dass die Produkte sicher und wirksam sind. Durch die Beachtung von Hygiene, frischen Zutaten und sanfter Anwendung können Sie die Vorteile von DIY-Hautpflegeprodukten voll ausschöpfen und eine gesunde, strahlende Haut genießen.

KAPITEL 7: ERNÄHRUNG UND HAUT

7.1. Wichtige Nährstoffe für die Haut

Wichtige Vitamine und Mineralien

Einführung

Eine gesunde und strahlende Haut beginnt von innen. Unsere Ernährung spielt eine entscheidende Rolle bei der Gesundheit der Haut. Vitamine und Mineralien sind wesentliche Nährstoffe, die für die Hautregeneration, den Schutz vor freien Radikalen und die allgemeine Hautgesundheit unerlässlich sind. In diesem Abschnitt werden wir die wichtigsten Vitamine und Mineralien und deren Vorteile für die Haut sowie die Lebensmittel, die in die Ernährung aufgenommen werden sollten, detailliert besprechen.

Vitamin A

1. **Funktionen für die Haut**

Vitamin A ist ein fettlösliches Vitamin, das eine Schlüsselrolle bei der Erhaltung der Hautgesundheit spielt. Es fördert die Zellproduktion und -reparatur, wodurch die Haut glatt und gesund bleibt. Retinoide, eine Form von Vitamin A, sind in vielen Anti-Aging-Produkten enthalten, da sie die Zellregeneration und die Kollagenproduktion anregen.

2. **Lebensmittelquellen**

- **Karotten**: Reich an Beta-Carotin, das im Körper in Vitamin A umgewandelt wird.

- **Süßkartoffeln**: Eine hervorragende Quelle für Beta-Carotin.

- **Spinat und Grünkohl**: Grünes Blattgemüse enthält viel Beta-Carotin.

- **Leber**: Eine der reichhaltigsten Quellen für Vitamin A.

- **Milch und Eier**: Enthalten Retinol, die tierische Form von Vitamin A.

Vitamin C

1. **Funktionen für die Haut**

Vitamin C ist ein starkes Antioxidans, das die Haut vor freien Radikalen schützt. Es ist unerlässlich für die Kollagenproduktion, die der Haut Festigkeit und Elastizität verleiht. Vitamin C hilft auch, Pigmentierungen zu reduzieren und den Hautton zu verbessern.

2. **Lebensmittelquellen**

- **Orangen und andere Zitrusfrüchte**: Reich an Vitamin C.

- **Paprika**: Besonders rote und grüne Paprika sind ausgezeichnete Quellen.

- **Erdbeeren**: Enthalten hohe Mengen an Vitamin C.

- **Brokkoli und Rosenkohl**: Diese Gemüse sind ebenfalls reich an Vitamin C.

- **Kiwi**: Eine weitere hervorragende Quelle für Vitamin C.

Vitamin E

1. Funktionen für die Haut

Vitamin E ist ein weiteres starkes Antioxidans, das die Haut vor oxidativem Stress schützt. Es hilft, die Haut zu hydratisieren und zu nähren, und kann die Heilung von Hautschäden unterstützen. Vitamin E wird oft in Feuchtigkeitscremes und Sonnenschutzmitteln verwendet.

2. Lebensmittelquellen

- **Mandeln**: Eine hervorragende Quelle für Vitamin E.

- **Sonnenblumenkerne**: Enthalten hohe Mengen an Vitamin E.

- **Haselnüsse und Erdnüsse**: Weitere gute Quellen.

- **Spinat und Brokkoli**: Grünes Blattgemüse enthält auch Vitamin E.

- **Pflanzenöle**: Insbesondere Weizenkeimöl und Sonnenblumenöl.

Vitamin D

1. Funktionen für die Haut

Vitamin D spielt eine wichtige Rolle bei der Hautgesundheit, indem es die Zellregeneration und -reparatur unterstützt. Es hilft auch, Entzündungen zu reduzieren und die Haut vor Infektionen zu schützen. Ein Mangel an Vitamin D kann zu trockener Haut und anderen Hautproblemen führen.

2. **Lebensmittelquellen**

- **Fetthaltiger Fisch**: Lachs, Makrele und Sardinen sind reich an Vitamin D.

- **Eier**: Insbesondere das Eigelb enthält Vitamin D.

- **Pilze**: Einige Sorten, wie Shiitake und Maitake, enthalten Vitamin D.

- **Angereicherte Lebensmittel**: Milch, Orangensaft und Getreide sind oft mit Vitamin D angereichert.

Zink

1. **Funktionen für die Haut**

Zink ist ein essentielles Mineral, das für die Hautheilung und -reparatur unerlässlich ist. Es hilft, Entzündungen zu reduzieren und die Immunfunktion zu unterstützen. Zinkmangel kann zu Hautproblemen wie Akne und verzögerter Wundheilung führen.

2. **Lebensmittelquellen**

- **Rindfleisch und Lamm**: Reich an Zink.

- **Kürbiskerne**: Eine ausgezeichnete pflanzliche Quelle.

- **Kichererbsen und Linsen**: Weitere gute pflanzliche Quellen.

- **Nüsse und Samen**: Insbesondere Cashewnüsse und Sonnenblumenkerne.

- **Meeresfrüchte**: Austern enthalten besonders hohe Mengen an Zink.

Omega-3-Fettsäuren

1. **Funktionen für die Haut**

Omega-3-Fettsäuren sind essentielle Fette, die helfen, die Haut geschmeidig und hydratisiert zu halten. Sie haben entzündungshemmende Eigenschaften, die helfen können, Hautprobleme wie Akne und Psoriasis zu reduzieren.

2. **Lebensmittelquellen**

- **Fetthaltiger Fisch**: Lachs, Makrele und Sardinen sind reich an Omega-3-Fettsäuren.

- **Leinsamen und Chiasamen**: Pflanzliche Quellen von Omega-3.

- **Walnüsse**: Eine weitere gute pflanzliche Quelle.

- **Hanfsamen**: Enthalten ebenfalls Omega-3-Fettsäuren.

- **Sojabohnen**: Eine pflanzliche Quelle, die Omega-3-Fettsäuren enthält.

Selen

1. **Funktionen für die Haut**

Selen ist ein Antioxidans, das hilft, die Haut vor UV-Schäden zu schützen und die Elastizität der Haut zu erhalten. Es spielt auch eine Rolle bei der Verringerung von Entzündungen und der Unterstützung der Hautgesundheit.

2. **Lebensmittelquellen**

- **Paranüsse**: Eine der reichhaltigsten Quellen für Selen.

- **Fisch und Meeresfrüchte**: Thunfisch und Hummer enthalten hohe Mengen an Selen.

- **Eier**: Eine weitere Quelle für Selen.

- **Sonnenblumenkerne**: Enthalten ebenfalls Selen.

- **Geflügel**: Insbesondere Hühner- und Putenfleisch.

Kupfer

1. Funktionen für die Haut

Kupfer ist wichtig für die Bildung von Kollagen und Elastin, zwei Proteinen, die für die Hautstruktur und -festigkeit unerlässlich sind. Es hilft auch bei der Heilung von Hautwunden und der Verringerung von Entzündungen.

2. Lebensmittelquellen

- **Leber**: Besonders Rinderleber ist reich an Kupfer.

- **Austern**: Eine der besten Quellen für Kupfer.

- **Nüsse und Samen**: Insbesondere Cashewnüsse und Sonnenblumenkerne.

- **Dunkle Schokolade**: Enthält ebenfalls Kupfer.

- **Hülsenfrüchte**: Linsen und Kichererbsen sind gute pflanzliche Quellen.

Lebensmittel, die in die Ernährung aufgenommen werden sollten

Einführung

Neben den oben genannten spezifischen Nährstoffen gibt es bestimmte Lebensmittel, die in die Ernährung aufgenommen werden sollten, um die Hautgesundheit zu fördern. Diese Lebensmittel sind reich an Vitaminen, Mineralien und anderen Nährstoffen, die für eine gesunde und strahlende Haut unerlässlich sind.

Beeren

1. Vorteile für die Haut

Beeren wie Erdbeeren, Blaubeeren und Himbeeren sind reich an Antioxidantien, die helfen, die Haut vor freien Radikalen zu schützen. Sie enthalten auch Vitamin C, das die Kollagenproduktion unterstützt und die Haut straff und elastisch hält.

2. Empfohlene Aufnahme

Integrieren Sie eine Handvoll Beeren in Ihre tägliche Ernährung, sei es in Smoothies, Müsli oder als Snack.

Grünes Blattgemüse

1. Vorteile für die Haut

Grünes Blattgemüse wie Spinat, Grünkohl und Mangold ist reich an Vitaminen A, C und E sowie an Mineralien wie Eisen und Kalzium. Diese Nährstoffe fördern die Hautgesundheit und schützen vor oxidativem Stress.

2. Empfohlene Aufnahme

Fügen Sie grünes Blattgemüse zu Salaten, Smoothies oder als Beilage zu Ihren Mahlzeiten hinzu.

Nüsse und Samen

1. Vorteile für die Haut

Nüsse und Samen sind reich an gesunden Fetten, Vitaminen und Mineralien. Mandeln und Sonnenblumenkerne enthalten viel Vitamin E, während Walnüsse und Leinsamen Omega-3-Fettsäuren liefern.

2. Empfohlene Aufnahme

Essen Sie eine Handvoll Nüsse oder Samen als Snack oder fügen Sie sie zu Salaten, Joghurt oder Müsli hinzu.

Fetthaltiger Fisch

1. Vorteile für die Haut

Fetthaltiger Fisch wie Lachs, Makrele und Sardinen liefert Omega-3-Fettsäuren, die entzündungshemmend wirken und die Haut geschmeidig halten. Fisch ist auch eine gute Quelle für Vitamin D und Protein.

2. Empfohlene Aufnahme

Essen Sie fetthaltigen Fisch mindestens zweimal pro Woche, um die Vorteile für die Haut zu nutzen.

Avocado

1. Vorteile für die Haut

Avocado ist reich an gesunden Fetten, Vitamin E und C. Diese Nährstoffe helfen, die Haut zu hydratisieren, zu nähren und vor oxidativem Stress zu schützen.

2. Empfohlene Aufnahme

Fügen Sie Avocado zu Salaten, Smoothies oder als Aufstrich zu Ihren Mahlzeiten hinzu.

Vollkornprodukte

1. Vorteile für die Haut

Vollkornprodukte wie Haferflocken, Quinoa und brauner Reis sind reich an Ballaststoffen, die die Verdauung unterstützen und die Hautgesundheit fördern. Sie enthalten auch B-Vitamine, die für die Zellregeneration wichtig sind.

2. Empfohlene Aufnahme

Ersetzen Sie raffinierte Körner durch Vollkornprodukte in Ihrer Ernährung.

Vitamine und Mineralien sind entscheidend für die Gesundheit der Haut. Vitamin A, C, E und D sowie Mineralien wie Zink, Omega-3-Fettsäuren, Selen und Kupfer spielen eine Schlüsselrolle bei der Förderung einer gesunden, strahlenden Haut. Durch die Integration von Lebensmitteln wie Beeren, grünem Blattgemüse, Nüssen, fetthaltigem Fisch, Avocado und Vollkornprodukten in Ihre Ernährung können Sie sicherstellen, dass Ihre Haut die notwendigen Nährstoffe erhält. Eine ausgewogene Ernährung, die reich an diesen essentiellen Nährstoffen ist, hilft nicht nur, die Hautgesundheit zu verbessern, sondern auch, das allgemeine Wohlbefinden zu fördern.

7.2. Negative Auswirkungen einer schlechten Ernährung

Zu vermeidende Lebensmittel

Einführung

Eine ausgewogene Ernährung ist nicht nur für die allgemeine Gesundheit, sondern auch für die Hautgesundheit von entscheidender Bedeutung. Bestimmte Lebensmittel können die Haut negativ beeinflussen, indem sie Entzündungen fördern, die Hautbarriere schwächen oder die Talgproduktion erhöhen. In diesem Abschnitt werden wir auf die Lebensmittel eingehen, die vermieden werden sollten, um eine gesunde Haut zu erhalten, und die negativen Auswirkungen einer schlechten Ernährung auf den Hautzustand erläutern.

Zuckerhaltige Lebensmittel

1. **Süßigkeiten und zuckerhaltige Getränke**

Lebensmittel und Getränke mit hohem Zuckergehalt, wie Süßigkeiten, Limonaden und gesüßte Säfte, können die Hautgesundheit stark beeinträchtigen. Zucker kann sich an Proteine in der Haut binden und sogenannte Advanced Glycation Endprodukte (AGEs) bilden. Diese AGEs schädigen Kollagen und Elastin, was zu vorzeitiger Hautalterung, Faltenbildung und einem Verlust der Hautelastizität führt.

2. **Gebäck und verarbeitete Snacks**

Kuchen, Kekse und andere verarbeitete Snacks enthalten oft hohe Mengen an Zucker und raffinierten Kohlenhydraten, die den Blutzuckerspiegel schnell ansteigen lassen. Ein hoher

Blutzuckerspiegel kann zu Entzündungen führen und Hautprobleme wie Akne verschlimmern.

Fettige und frittierte Lebensmittel

1. Fast Food und frittierte Speisen

Fast Food und frittierte Speisen enthalten oft ungesunde Transfette und gesättigte Fette, die Entzündungen im Körper fördern können. Diese Entzündungen können die Hautgesundheit beeinträchtigen und Hauterkrankungen wie Akne und Rosacea verschlimmern.

2. Verarbeitete Lebensmittel

Verarbeitete Lebensmittel wie Chips, Fertiggerichte und Wurstwaren enthalten oft hohe Mengen an ungesunden Fetten, Salz und Konservierungsstoffen. Diese Inhaltsstoffe können die Haut dehydrieren, Entzündungen fördern und die allgemeine Hautgesundheit beeinträchtigen.

Milchprodukte

1. Vollmilch und Milchprodukte

Milchprodukte, insbesondere Vollmilch, können die Talgproduktion erhöhen und zu verstopften Poren führen, was Akne verschlimmern kann. Einige Studien haben gezeigt, dass der Verzehr von Milchprodukten mit einer Zunahme von Akne in Verbindung gebracht werden kann, möglicherweise aufgrund der enthaltenen Hormone und Bioaktive.

2. Käse und Joghurt

Käse und Joghurt können ebenfalls zur Verschlechterung von Hautzuständen wie Akne beitragen. Es ist ratsam, den

Konsum von Milchprodukten zu reduzieren oder auf pflanzliche Alternativen umzusteigen, um die Hautgesundheit zu verbessern.

Salzreiche Lebensmittel

1. Salzige Snacks

Lebensmittel mit hohem Salzgehalt, wie Chips, Salzstangen und gesalzene Nüsse, können die Haut dehydrieren und Schwellungen verursachen, insbesondere um die Augenpartie. Salz kann auch die Flüssigkeitsretention im Körper erhöhen, was zu einer aufgeblähten Haut führt.

2. Fertiggerichte

Fertiggerichte und Konserven enthalten oft hohe Mengen an Salz, um die Haltbarkeit zu verlängern. Der übermäßige Verzehr von salzreichen Lebensmitteln kann die Haut austrocknen und die Hautstruktur beeinträchtigen.

Alkohol

1. Dehydrierung

Alkohol ist ein Diuretikum, das den Körper dehydrieren kann. Dehydrierte Haut verliert ihre Elastizität und Spannkraft, was zu einem stumpfen und müden Teint führt. Alkohol kann auch die natürliche Ölproduktion der Haut beeinträchtigen, was zu Trockenheit oder übermäßiger Ölproduktion führt.

2. Entzündungen

Alkohol kann Entzündungen im Körper fördern, die Hauterkrankungen wie Akne und Rosacea verschlimmern können. Übermäßiger Alkoholkonsum kann auch die

Blutgefäße erweitern, was zu Rötungen und einer ungleichmäßigen Hauttextur führt.

Auswirkungen auf den Hautzustand

Einführung

Eine schlechte Ernährung kann eine Vielzahl negativer Auswirkungen auf den Hautzustand haben. Von vorzeitiger Hautalterung über Akne bis hin zu Entzündungen – die Art und Weise, wie wir uns ernähren, spiegelt sich oft direkt in unserer Haut wider. In diesem Abschnitt werden wir die spezifischen Auswirkungen einer schlechten Ernährung auf den Hautzustand untersuchen.

Vorzeitige Hautalterung

1. Kollagenabbau

Der Verzehr von zuckerhaltigen Lebensmitteln führt zur Bildung von AGEs, die das Kollagen und Elastin in der Haut schädigen. Kollagen und Elastin sind für die Festigkeit und Elastizität der Haut verantwortlich. Ihr Abbau führt zu Faltenbildung, schlaffer Haut und einem insgesamt gealterten Erscheinungsbild.

2. Oxidativer Stress

Eine schlechte Ernährung, die arm an Antioxidantien ist, kann zu erhöhtem oxidativem Stress führen. Oxidativer Stress entsteht durch freie Radikale, die die Hautzellen schädigen und den Alterungsprozess beschleunigen. Eine Ernährung, die reich an Antioxidantien ist, hilft, freie Radikale zu neutralisieren und die Haut vor Schäden zu schützen.

Akne und Hautunreinheiten

1. Erhöhte Talgproduktion

Lebensmittel mit hohem glykämischen Index, wie Zucker und raffinierte Kohlenhydrate, lassen den Blutzuckerspiegel schnell ansteigen. Dies führt zu einer erhöhten Insulinproduktion, die wiederum die Talgdrüsen stimuliert und die Talgproduktion erhöht. Überschüssiger Talg kann die Poren verstopfen und zu Akne und Hautunreinheiten führen.

2. Entzündungen

Eine Ernährung, die reich an ungesunden Fetten und Zucker ist, kann Entzündungen im Körper fördern. Entzündungen sind eine Hauptursache für Hauterkrankungen wie Akne, Rosacea und Psoriasis. Eine entzündungshemmende Ernährung, die reich an Omega-3-Fettsäuren und Antioxidantien ist, kann helfen, diese Hautprobleme zu reduzieren.

Dehydrierte und trockene Haut

1. Mangel an gesunden Fetten

Gesunde Fette, wie sie in Avocados, Nüssen und fetthaltigem Fisch vorkommen, sind wichtig für die Hautbarriere und die Feuchtigkeitsspeicherung. Eine Ernährung, die arm an gesunden Fetten ist, kann zu trockener und schuppiger Haut führen. Diese Fette helfen, die Haut geschmeidig und hydratisiert zu halten.

2. Salz und Alkohol

Salz und Alkohol entziehen dem Körper Wasser und führen zu Dehydrierung. Dehydrierte Haut wirkt stumpf und müde, und es können feine Linien und Falten auftreten. Es ist wichtig, ausreichend Wasser zu trinken und den Konsum von salz- und alkoholreichen Lebensmitteln zu begrenzen, um die Haut hydratisiert zu halten.

Entzündete und gereizte Haut

1. Lebensmittelallergien und -unverträglichkeiten

Bestimmte Lebensmittel können Allergien oder Unverträglichkeiten auslösen, die zu Hautentzündungen und Reizungen führen. Häufige Allergene sind Milchprodukte, Gluten, Soja und Nüsse. Eine Eliminationsdiät kann helfen, die Auslöser zu identifizieren und die Hautgesundheit zu verbessern.

2. Prozessierte Lebensmittel

Prozessierte Lebensmittel enthalten oft Konservierungsstoffe, künstliche Farb- und Aromastoffe, die die Haut reizen und Entzündungen fördern können. Eine Ernährung, die reich an natürlichen, unverarbeiteten Lebensmitteln ist, kann helfen, die Haut zu beruhigen und Entzündungen zu reduzieren.

Verstopfte Poren und ungleichmäßiger Teint

1. Raffinierte Kohlenhydrate und Zucker

Raffinierte Kohlenhydrate und Zucker können die Talgproduktion erhöhen und zu verstopften Poren führen. Dies kann Akne und einen ungleichmäßigen Teint verursachen. Eine Ernährung, die reich an Vollkornprodukten und ballaststoffreichen Lebensmitteln ist, kann helfen, den Blutzuckerspiegel zu stabilisieren und die Haut sauber und klar zu halten.

2. **Milchprodukte**

Milchprodukte enthalten Hormone und bioaktive Moleküle, die die Talgproduktion und Entzündungen fördern können. Dies kann zu verstopften Poren und einem ungleichmäßigen Teint führen. Der Verzicht auf Milchprodukte oder die Umstellung auf pflanzliche Alternativen kann die Hautgesundheit verbessern.

Eine schlechte Ernährung kann erhebliche negative Auswirkungen auf die Hautgesundheit haben. Zuckerhaltige Lebensmittel, fettige und frittierte Speisen, Milchprodukte, salzreiche Lebensmittel und Alkohol können die Haut schädigen, indem sie Entzündungen fördern, die Talgproduktion erhöhen und die Haut dehydrieren. Diese Ernährungsgewohnheiten können zu vorzeitiger Hautalterung, Akne, trockener Haut, Entzündungen und verstopften Poren führen. Um die Haut gesund und strahlend zu halten, ist es wichtig, eine ausgewogene Ernährung zu befolgen, die reich an Vitaminen, Mineralien und Antioxidantien ist. Indem Sie die oben genannten schädlichen Lebensmittel vermeiden und durch nährstoffreiche Alternativen ersetzen, können Sie die Gesundheit Ihrer Haut von innen heraus fördern.

KAPITEL 8: STRESS UND HAUTGESUNDHEIT

8.1. Auswirkungen von Stress auf die Haut

Wie Stress die Haut beeinflusst

Einführung

Stress ist ein allgegenwärtiger Bestandteil des modernen Lebens und kann eine Vielzahl von negativen Auswirkungen auf die Gesundheit haben, einschließlich der Haut. Wenn der Körper unter Stress steht, werden verschiedene biochemische Reaktionen ausgelöst, die die Hautgesundheit beeinträchtigen können. In diesem Abschnitt werden wir untersuchen, wie Stress die Haut beeinflusst und welche sichtbaren Symptome auftreten können.

Stresshormone und ihre Auswirkungen

1. **Cortisol und Adrenalin**

Wenn wir gestresst sind, produziert der Körper vermehrt die Hormone Cortisol und Adrenalin. Diese Stresshormone bereiten den Körper auf eine „Kampf-oder-Flucht"-Reaktion vor, indem sie die Herzfrequenz erhöhen und Energie mobilisieren. Hohe Cortisolspiegel können jedoch auch die Haut schädigen, indem sie die Ölproduktion in den Talgdrüsen erhöhen. Dies kann zu fettiger Haut und Akne führen.

2. **Entzündungsreaktionen**

Stress kann Entzündungen im Körper fördern. Chronischer Stress führt zu einer anhaltenden Aktivierung des Immunsystems, was zu entzündlichen Hauterkrankungen wie Ekzemen, Psoriasis und Rosacea beitragen kann. Entzündungen können die Hautbarriere schwächen und die Haut anfälliger für Irritationen und Infektionen machen.

Beeinträchtigung der Hautbarriere

1. Verminderte Hautbarrierefunktion

Unter Stress kann die Funktion der Hautbarriere beeinträchtigt werden. Die Haut verliert ihre Fähigkeit, Feuchtigkeit zu speichern und schädliche Substanzen abzuwehren. Eine geschwächte Hautbarriere kann zu trockener, schuppiger Haut führen und die Anfälligkeit für Hautreizungen und Allergien erhöhen.

2. Erhöhte Wasserverlust

Stress kann den transepidermalen Wasserverlust (TEWL) erhöhen, was bedeutet, dass die Haut schneller Feuchtigkeit verliert. Dies kann zu Dehydrierung und einer Verschlechterung der Hautstruktur führen. Trockene Haut kann rau und spröde werden, was das Risiko für Risse und Entzündungen erhöht.

Veränderungen im Hautmikrobiom

1. Ungleichgewicht im Hautmikrobiom

Das Hautmikrobiom besteht aus Milliarden von Mikroorganismen, die eine wichtige Rolle beim Schutz der Haut spielen. Stress kann das Gleichgewicht des Hautmikrobioms stören, was zu einer Zunahme schädlicher Bakterien und einer Abnahme nützlicher Bakterien führen kann. Ein Ungleichgewicht im Hautmikrobiom kann Hauterkrankungen wie Akne und Ekzeme verschlimmern.

2. **Erhöhte Anfälligkeit für Infektionen**

Eine gestörte Hautbarriere und ein unausgeglichenes Hautmikrobiom können die Haut anfälliger für Infektionen machen. Bakterien, Viren und Pilze können leichter in die Haut eindringen und Infektionen verursachen, die die Hautgesundheit weiter beeinträchtigen.

Sichtbare Symptome

Einführung

Die sichtbaren Symptome von stressbedingten Hautproblemen können vielfältig sein und reichen von Akne über Hautausschläge bis hin zu vorzeitiger Hautalterung. Im Folgenden werden wir die häufigsten sichtbaren Symptome von Stress auf die Haut detailliert beschreiben.

Akne und Hautunreinheiten

1. **Erhöhte Talgproduktion**

Stress kann die Talgproduktion der Haut erhöhen, was zu verstopften Poren und Akne führt. Die Überproduktion von Öl kann auch zu Mitessern, Pickeln und Hautentzündungen führen. Personen, die zu Akne neigen, können eine Verschlimmerung ihrer Symptome während stressiger Zeiten bemerken.

2. **Entzündliche Akne**

Stressbedingte Akne neigt dazu, entzündlicher zu sein. Rötungen, Schwellungen und schmerzhafte Pusteln sind häufige Symptome. Diese Art von Akne kann schwieriger zu behandeln sein und hinterlässt oft Narben und Verfärbungen.

Hautrötungen und -ausschläge

1. Stress-Ekzem

Ekzem, auch als atopische Dermatitis bekannt, kann durch Stress verschlimmert werden. Stress-Ekzem zeigt sich durch rote, juckende und schuppige Hautstellen. Diese Hautausschläge können in Schüben auftreten und werden oft durch Kratzen und Reiben verschlimmert.

2. Urtikaria (Nesselsucht)

Urtikaria ist eine Hautreaktion, die durch Stress ausgelöst werden kann. Sie zeigt sich durch juckende, rote Quaddeln auf der Haut, die plötzlich auftreten und sich schnell ausbreiten können. Urtikaria kann von wenigen Stunden bis zu mehreren Tagen andauern und ist oft unangenehm und störend.

Trockene und dehydrierte Haut

1. Schuppenbildung und Rauheit

Trockene Haut ist ein häufiges Symptom von Stress. Die Haut kann schuppig, rau und unangenehm gespannt sein. Dies ist oft auf den erhöhten Wasserverlust und die geschwächte Hautbarriere zurückzuführen.

2. Juckreiz und Irritationen

Trockene Haut kann jucken und leicht gereizt werden. Stress kann das Kratzverhalten verstärken, was zu weiteren Hautschäden und Entzündungen führen kann. Dies kann zu einem Teufelskreis von Juckreiz und Kratzen führen, der die Haut weiter schädigt.

Vorzeitige Hautalterung

1. Falten und feine Linien

Chronischer Stress kann zu vorzeitiger Hautalterung führen. Hohe Cortisolspiegel können den Abbau von Kollagen und Elastin beschleunigen, was zu Falten und feinen Linien führt. Stress kann auch die Regeneration der Hautzellen verlangsamen, was zu einem müden und gealterten Aussehen führt.

2. Verlust der Hautelastizität

Stress kann die Hautelastizität verringern, wodurch die Haut schlaff und weniger straff wird. Der Verlust der Elastizität kann besonders im Gesicht und am Hals sichtbar sein, was zu einem gealterten Erscheinungsbild beiträgt.

Dunkle Augenringe und geschwollene Augen

1. Schlafmangel

Stress kann zu Schlafmangel und schlechter Schlafqualität führen, was sich direkt auf die Haut um die Augen auswirkt. Dunkle Augenringe und geschwollene Augen sind häufige Symptome von Schlafmangel und Stress. Diese Symptome können das Gesicht müde und abgespannt aussehen lassen.

2. Flüssigkeitsretention

Stress kann die Flüssigkeitsretention erhöhen, was zu Schwellungen, insbesondere um die Augenpartie, führen kann. Geschwollene Augen können das Gesicht aufgedunsen wirken lassen und die Hautgesundheit beeinträchtigen.

Rosacea und Rötungen

1. Rosacea-Schübe

Rosacea ist eine chronische Hauterkrankung, die durch Rötungen und sichtbare Blutgefäße im Gesicht gekennzeichnet ist. Stress kann Rosacea-Schübe auslösen oder verschlimmern, was zu anhaltenden Rötungen und Hautirritationen führt.

2. Hitzewallungen

Stress kann Hitzewallungen verursachen, die zu vorübergehenden Rötungen im Gesicht und am Hals führen. Diese Rötungen können unangenehm und peinlich sein, insbesondere in sozialen Situationen.

Verzögerte Wundheilung

1. Langsame Heilung

Stress kann die Fähigkeit der Haut, sich selbst zu heilen, verlangsamen. Wunden und Hautverletzungen heilen möglicherweise langsamer, was das Risiko von Infektionen und Narbenbildung erhöht.

2. Erhöhte Narbenbildung

Stress kann die Kollagenproduktion beeinträchtigen, was zu einer schlechteren Wundheilung und einer erhöhten Narbenbildung führen kann. Narben können schwer zu behandeln sein und das Selbstbewusstsein beeinträchtigen.

Stress hat weitreichende Auswirkungen auf die Hautgesundheit. Er kann die Produktion von Stresshormonen wie Cortisol und Adrenalin erhöhen, die Hautbarriere schwächen, das Hautmikrobiom stören und zu einer Vielzahl sichtbarer Hautprobleme führen. Zu den häufigsten sichtbaren Symptomen gehören Akne, Hautrötungen, trockene Haut, vorzeitige Hautalterung, dunkle Augenringe, geschwollene Augen, Rosacea und verzögerte Wundheilung. Indem wir den Einfluss von Stress auf die Haut verstehen, können wir besser geeignete Maßnahmen ergreifen, um die Hautgesundheit zu schützen und zu verbessern. Techniken zur Stressbewältigung, eine ausgewogene Ernährung, ausreichend Schlaf und eine gezielte Hautpflege können helfen, die negativen Auswirkungen von Stress auf die Haut zu minimieren und eine gesunde, strahlende Haut zu erhalten.

8.2. Stressbewältigungstechniken

Strategien zur Stressreduktion

Einführung

Stress ist ein unvermeidlicher Teil des modernen Lebens, aber seine negativen Auswirkungen auf die Haut und die allgemeine Gesundheit können durch effektive Stressbewältigungstechniken minimiert werden. In diesem Abschnitt werden wir verschiedene Strategien zur Stressreduktion vorstellen, die Ihnen helfen können, einen ausgeglichenen und entspannten Lebensstil zu führen.

Zeitmanagement

1. **Prioritäten setzen**

Effektives Zeitmanagement beginnt mit der Festlegung von Prioritäten. Identifizieren Sie die wichtigsten Aufgaben und konzentrieren Sie sich darauf, diese zuerst zu erledigen. Dies hilft, Überwältigung zu vermeiden und gibt Ihnen ein Gefühl der Kontrolle über Ihren Tag.

2. **To-Do-Listen**

Das Erstellen von To-Do-Listen kann helfen, den Tag zu strukturieren und sicherzustellen, dass nichts Wichtiges vergessen wird. Listen können auch dabei helfen, Aufgaben in kleinere, überschaubare Schritte zu unterteilen, was den Stress reduzieren kann.

3. **Pausen einplanen**

Regelmäßige Pausen sind wichtig, um Erschöpfung zu vermeiden. Planen Sie kurze Pausen während des Tages ein, um sich zu erholen und neue Energie zu tanken. Dies kann helfen, die Produktivität zu steigern und Stress abzubauen.

Achtsamkeit und Meditation

1. **Achtsamkeitsmeditation**

Achtsamkeitsmeditation ist eine Technik, bei der Sie sich auf den gegenwärtigen Moment konzentrieren und Ihre Gedanken und Gefühle ohne Urteil wahrnehmen. Diese Praxis kann helfen, den Geist zu beruhigen, Stress abzubauen und die emotionale Gesundheit zu verbessern.

Anleitung:

- Finden Sie einen ruhigen Ort, an dem Sie ungestört sind.

- Setzen Sie sich bequem hin und schließen Sie die Augen.

- Konzentrieren Sie sich auf Ihren Atem und beobachten Sie, wie die Luft in Ihren Körper ein- und ausströmt.

- Wenn Ihre Gedanken abschweifen, bringen Sie Ihre Aufmerksamkeit sanft zurück zu Ihrem Atem.

- Üben Sie dies täglich für 10-20 Minuten.

2. Body-Scan-Meditation

Body-Scan-Meditation ist eine Achtsamkeitstechnik, bei der Sie Ihre Aufmerksamkeit systematisch auf verschiedene Körperteile richten. Dies hilft, Spannungen zu erkennen und loszulassen.

Anleitung:

- Legen Sie sich auf eine bequeme Unterlage und schließen Sie die Augen.

- Beginnen Sie bei den Zehen und richten Sie Ihre Aufmerksamkeit langsam auf jeden Körperteil, bis Sie den gesamten Körper durchgegangen sind.

- Achten Sie darauf, wie sich jeder Bereich anfühlt, und versuchen Sie, Spannungen bewusst zu lösen.

- Üben Sie dies täglich für 20-30 Minuten.

Bewegung und körperliche Aktivität

1. Regelmäßige Bewegung

Regelmäßige Bewegung ist eine der effektivsten Methoden zur Stressbewältigung. Bewegung setzt Endorphine frei, die als natürliche Stimmungsaufheller wirken und helfen, Stress abzubauen.

Empfohlene Aktivitäten:

- **Laufen oder Joggen**: Diese Aktivitäten sind besonders gut, um Endorphine freizusetzen und den Kopf frei zu bekommen.

- **Schwimmen**: Schwimmen entspannt die Muskeln und fördert das allgemeine Wohlbefinden.

- **Radfahren**: Radfahren verbessert die kardiovaskuläre Gesundheit und hilft, Stress abzubauen.

2. **Yoga**

Yoga kombiniert körperliche Übungen mit Atemtechniken und Meditation, um Körper und Geist in Einklang zu bringen. Es ist besonders wirksam bei der Reduzierung von Stress und der Förderung der Entspannung.

Empfohlene Yoga-Praktiken:

- **Hatha Yoga**: Hatha Yoga konzentriert sich auf langsame, bewusste Bewegungen und Atemübungen, die helfen, den Geist zu beruhigen.

- **Vinyasa Yoga**: Diese dynamischere Form des Yoga kombiniert Bewegung und Atem in fließenden Sequenzen, die den Körper stärken und den Geist entspannen.

- **Yin Yoga**: Yin Yoga konzentriert sich auf lang gehaltene Dehnungen und tiefes Atmen, um tiefe Entspannung und Stressabbau zu fördern.

Ernährung und Hydratation

1. Ausgewogene Ernährung

Eine ausgewogene Ernährung kann helfen, Stress zu reduzieren und die allgemeine Gesundheit zu fördern. Bestimmte Nährstoffe sind besonders wichtig für die Stressbewältigung.

Empfohlene Nährstoffe:

- **Magnesium**: Magnesium hilft, die Muskeln zu entspannen und das Nervensystem zu beruhigen. Lebensmittel wie Nüsse, Samen und grünes Blattgemüse sind gute Quellen.

- **Omega-3-Fettsäuren**: Diese Fettsäuren haben entzündungshemmende Eigenschaften und können helfen, Stress abzubauen. Sie kommen in fettem Fisch, Leinsamen und Walnüssen vor.

- **Antioxidantien**: Antioxidantien schützen den Körper vor den schädlichen Auswirkungen von Stress. Beeren, dunkle Schokolade und grüner Tee sind reich an Antioxidantien.

2. Ausreichend Wasser trinken

Hydratation ist entscheidend für die Stressbewältigung. Dehydrierung kann zu Müdigkeit, Kopfschmerzen und einem erhöhten Stresslevel führen. Stellen Sie sicher, dass Sie täglich ausreichend Wasser trinken.

Empfohlene Menge:

- Trinken Sie mindestens 8 Gläser Wasser pro Tag. Bei körperlicher Aktivität oder warmem Wetter kann der Bedarf höher sein.

Empfohlene Übungen und Praktiken

Einführung

Neben den allgemeinen Strategien zur Stressreduktion gibt es spezielle Übungen und Praktiken, die besonders wirksam sind, um Stress abzubauen und die Hautgesundheit zu fördern. Im Folgenden werden einige empfohlene Übungen und Praktiken detailliert beschrieben.

Atemübungen

1. **Tiefes Atmen**

Tiefes Atmen ist eine einfache, aber effektive Methode, um den Körper zu entspannen und Stress abzubauen. Es hilft, das Nervensystem zu beruhigen und den Geist zu klären.

Anleitung:

- Setzen oder legen Sie sich bequem hin.

- Atmen Sie tief durch die Nase ein und lassen Sie den Atem bis in den Bauchraum strömen.

- Halten Sie den Atem für ein paar Sekunden an und atmen Sie dann langsam durch den Mund aus.

- Wiederholen Sie dies für 5-10 Minuten.

2. Wechselatmung

Die Wechselatmung ist eine traditionelle yogische Atemtechnik, die hilft, das Nervensystem zu harmonisieren und den Geist zu beruhigen.

Anleitung:

- Setzen Sie sich bequem hin und halten Sie die Wirbelsäule aufrecht.

- Schließen Sie das rechte Nasenloch mit dem Daumen und atmen Sie tief durch das linke Nasenloch ein.

- Schließen Sie dann das linke Nasenloch mit dem Ringfinger und atmen Sie durch das rechte Nasenloch aus.

- Atmen Sie nun durch das rechte Nasenloch ein, schließen Sie es und atmen Sie durch das linke Nasenloch aus.

- Wiederholen Sie diesen Zyklus für 5-10 Minuten.

Entspannungstechniken

1. Progressive Muskelentspannung

Die progressive Muskelentspannung ist eine Technik, bei der verschiedene Muskelgruppen im Körper angespannt und dann entspannt werden, um Stress abzubauen.

Anleitung:

- Legen Sie sich bequem hin und schließen Sie die Augen.

- Beginnen Sie mit den Füßen, spannen Sie die Muskeln für 5-10 Sekunden an und lassen Sie dann los.

- Arbeiten Sie sich langsam durch den ganzen Körper, von den Beinen über den Bauch bis hin zu den Armen und dem Gesicht.

- Wiederholen Sie dies täglich für 15-20 Minuten.

2. **Visualisierung**

Visualisierung ist eine Technik, bei der Sie sich eine entspannende Szene oder einen friedlichen Ort vorstellen, um den Geist zu beruhigen und Stress abzubauen.

Anleitung:

- Setzen oder legen Sie sich bequem hin und schließen Sie die Augen.

- Stellen Sie sich einen Ort vor, an dem Sie sich wohl und entspannt fühlen, wie einen Strand, einen Wald oder einen Berggipfel.

- Visualisieren Sie die Details dieses Ortes – die Farben, die Geräusche, die Gerüche – und verweilen Sie in dieser Vorstellung für 10-15 Minuten.

Körperliche Aktivität

1. **Spazierengehen in der Natur**

Ein Spaziergang in der Natur kann helfen, den Geist zu beruhigen und Stress abzubauen. Die frische Luft und die natürliche Umgebung können beruhigend wirken und das Wohlbefinden steigern.

Empfohlene Dauer:

- Gehen Sie täglich für 30-60 Minuten spazieren, idealerweise in einem Park oder einem Naturgebiet.

2. Tanz und Bewegung

Tanzen ist eine unterhaltsame und effektive Möglichkeit, Stress abzubauen. Es setzt Endorphine frei und kann helfen, negative Energie abzubauen.

Empfohlene Praxis:

- Tanzen Sie zu Ihrer Lieblingsmusik für 20-30 Minuten, wann immer Sie das Bedürfnis verspüren, sich zu bewegen und Stress abzubauen.

Schlaf und Erholung

1. Regelmäßiger Schlafrhythmus

Ein regelmäßiger Schlafrhythmus ist entscheidend für die Stressbewältigung. Ausreichend Schlaf hilft, den Körper zu regenerieren und den Geist zu erfrischen.

Tipps:

- Gehen Sie jeden Tag zur gleichen Zeit ins Bett und stehen Sie zur gleichen Zeit auf.

- Schaffen Sie eine entspannende Schlafumgebung, indem Sie das Schlafzimmer kühl, dunkel und ruhig halten.

2. Power-Napping

Ein kurzes Nickerchen während des Tages kann helfen, die Energiereserven aufzufüllen und Stress abzubauen.

Empfohlene Dauer:

- Machen Sie ein Nickerchen von 10-20 Minuten, idealerweise am frühen Nachmittag.

Soziale Unterstützung

1. **Gespräche mit Freunden und Familie**

Soziale Unterstützung ist wichtig für die Stressbewältigung. Gespräche mit Freunden und Familie können helfen, Sorgen zu teilen und emotionale Unterstützung zu erhalten.

Tipps:

- Nehmen Sie sich regelmäßig Zeit, um mit Ihren Lieben zu sprechen und soziale Kontakte zu pflegen.

- Scheuen Sie sich nicht, um Hilfe zu bitten, wenn Sie sich überfordert fühlen.

2. **Unterstützungsgruppen**

Unterstützungsgruppen bieten eine Plattform, um Erfahrungen zu teilen und sich gegenseitig zu unterstützen.

Empfohlene Praxis:

- Schließen Sie sich einer Unterstützungsgruppe an, die sich mit ähnlichen Herausforderungen befasst, sei es persönlich oder online.

Stressbewältigung ist entscheidend für die Erhaltung der Hautgesundheit und des allgemeinen Wohlbefindens. Durch die Anwendung verschiedener Strategien zur Stressreduktion, wie Zeitmanagement, Achtsamkeit, regelmäßige Bewegung, ausgewogene Ernährung und soziale Unterstützung, können Sie Stress effektiv abbauen und ein ausgeglichenes Leben führen. Spezifische Übungen und Praktiken wie Atemübungen, progressive Muskelentspannung und Visualisierung können zusätzlich helfen, den Geist zu beruhigen und die negativen Auswirkungen von Stress auf die Haut zu minimieren. Indem Sie diese Techniken in Ihren Alltag integrieren, können Sie Ihre Hautgesundheit verbessern und ein gesünderes, stressfreies Leben führen.

KAPITEL 9: HAUTPFLEGE FÜR VERSCHIEDENE ALTERSGRUPPEN

9.1. Hautpflege in der Jugend

Häufige Herausforderungen und Lösungen

Einführung

Die Jugend ist eine entscheidende Phase für die Hautpflege, da in dieser Zeit viele Veränderungen im Körper stattfinden, die sich direkt auf die Haut auswirken. Jugendliche stehen oft vor spezifischen Hautproblemen wie Akne, öliger Haut, Mitessern und verstopften Poren. In diesem Abschnitt werden wir die häufigsten Herausforderungen in der Hautpflege während der Jugend untersuchen und Lösungen vorstellen, die helfen können, eine gesunde und strahlende Haut zu erhalten.

Herausforderung: Akne

1. **Ursachen von Akne**

Akne ist eines der häufigsten Hautprobleme bei Jugendlichen und wird durch eine Kombination aus erhöhter Talgproduktion, verstopften Poren, Bakterien und Entzündungen verursacht. Hormonelle Veränderungen während der Pubertät können die Talgdrüsen überstimulieren, was zu überschüssigem Öl führt, das die Poren verstopft und Akne auslöst.

2. **Lösungen für Akne**

- **Sanfte Reinigung**: Eine milde, seifenfreie Reinigungslotion sollte zweimal täglich verwendet werden, um überschüssiges Öl und Schmutz zu entfernen, ohne die Haut auszutrocknen.

- **Salicylsäure und Benzoylperoxid**: Diese Wirkstoffe sind effektiv bei der Bekämpfung von Akne. Salicylsäure hilft, die Poren zu reinigen, während Benzoylperoxid Bakterien abtötet und Entzündungen reduziert.

- **Nicht-komedogene Produkte**: Verwenden Sie Hautpflege- und Kosmetikprodukte, die als nicht-komedogen gekennzeichnet sind, um die Poren nicht zu verstopfen.

- **Gesunde Ernährung**: Eine ausgewogene Ernährung, die reich an Obst, Gemüse und Vollkornprodukten ist, kann helfen, Akne zu reduzieren. Es ist auch wichtig, zuckerhaltige und fettige Lebensmittel zu vermeiden.

Herausforderung: Ölige Haut

1. **Ursachen für ölige Haut**

Ölige Haut entsteht durch eine übermäßige Produktion von Talg, was oft auf hormonelle Veränderungen während der Pubertät zurückzuführen ist. Diese überschüssige Ölproduktion kann zu glänzender Haut und verstopften Poren führen.

2. **Lösungen für ölige Haut**

- **Mattierende Produkte**: Verwenden Sie mattierende Hautpflegeprodukte, um den Ölglanz zu kontrollieren. Diese Produkte enthalten Inhaltsstoffe wie Kieselerde oder Tonerde, die überschüssiges Öl absorbieren.

- **Ölfreie Feuchtigkeitscremes**: Auch ölige Haut benötigt Feuchtigkeit. Wählen Sie ölfreie, nicht-komedogene Feuchtigkeitscremes, die die Haut hydratisieren, ohne sie fettig zu machen.

- **Regelmäßige Reinigung**: Reinigen Sie das Gesicht zweimal täglich mit einem sanften, ölfreien Reinigungsmittel, um überschüssiges Öl und Schmutz zu entfernen.

- **Blotting-Papiere**: Blotting-Papiere sind ideal, um den Ölglanz im Laufe des Tages zu reduzieren, ohne das Make-up zu beeinträchtigen.

Herausforderung: Mitesser und verstopfte Poren

1. **Ursachen für Mitesser und verstopfte Poren**

Mitesser entstehen, wenn überschüssiger Talg und abgestorbene Hautzellen die Poren verstopfen und sich in Kontakt mit Luft dunkel verfärben. Verstopfte Poren können auch zu anderen Formen von Akne führen.

2. **Lösungen für Mitesser und verstopfte Poren**

- **Regelmäßiges Peeling**: Ein sanftes Peeling ein- bis zweimal pro Woche kann helfen, abgestorbene Hautzellen zu entfernen und die Poren zu reinigen.

Verwenden Sie Produkte mit Salicylsäure oder Milchsäure für ein chemisches Peeling.

- **Tonmasken**: Tonmasken können überschüssiges Öl und Verunreinigungen aus den Poren ziehen. Verwenden Sie eine Tonmaske einmal pro Woche, um die Haut tief zu reinigen.

- **Porenstreifen**: Porenstreifen können Mitesser sofort entfernen, sollten jedoch nicht zu häufig verwendet werden, um Hautreizungen zu vermeiden.

- **Dampfbäder**: Gesichtsdampfbäder können helfen, die Poren zu öffnen und Verunreinigungen zu lösen, die anschließend leichter entfernt werden können.

Herausforderung: Empfindliche Haut

1. **Ursachen für empfindliche Haut**

Empfindliche Haut kann durch verschiedene Faktoren wie genetische Veranlagung, Umweltverschmutzung, unsachgemäße Hautpflegeprodukte oder übermäßige Reinigung ausgelöst werden. Jugendliche mit empfindlicher Haut erleben oft Rötungen, Trockenheit und Reizungen.

2. **Lösungen für empfindliche Haut**

- **Milde Reinigungsprodukte**: Verwenden Sie milde, parfümfreie Reinigungsprodukte, die speziell für empfindliche Haut formuliert sind. Diese Produkte sollten keine scharfen Chemikalien enthalten.

- **Feuchtigkeitspflege**: Wählen Sie beruhigende, feuchtigkeitsspendende Produkte mit Inhaltsstoffen wie Aloe Vera oder Kamille, die helfen, die Haut zu beruhigen und zu hydratisieren.

- **Vermeiden von reizenden Inhaltsstoffen**: Vermeiden Sie Produkte mit Alkohol, Duftstoffen und anderen potenziell reizenden Inhaltsstoffen. Lesen Sie die Etiketten sorgfältig, um sicherzustellen, dass die Produkte für empfindliche Haut geeignet sind.

- **Sonnenschutz**: Empfindliche Haut benötigt besonderen Schutz vor der Sonne. Verwenden Sie einen Breitbandspektrum-Sonnenschutz mit einem hohen SPF, der für empfindliche Haut geeignet ist.

Herausforderung: Hautpflege-Routinen etablieren

1. **Herausforderungen bei der Etablierung von Hautpflege-Routinen**

Eine konsistente Hautpflege-Routine zu etablieren, kann für Jugendliche schwierig sein, insbesondere angesichts eines vollen Terminkalenders und mangelndem Bewusstsein für die Bedeutung der Hautpflege.

2. **Lösungen zur Etablierung von Hautpflege-Routinen**

- **Einfache Routinen**: Beginnen Sie mit einer einfachen Hautpflege-Routine, die aus Reinigung, Feuchtigkeitspflege und Sonnenschutz besteht. Eine einfache Routine ist leichter zu befolgen und weniger überwältigend.

- **Erziehung und Bewusstsein**: Informieren Sie Jugendliche über die Bedeutung der Hautpflege und wie sie ihre Haut gesund halten können. Workshops,

Online-Ressourcen und Gespräche mit Dermatologen können hilfreich sein.

- **Regelmäßigkeit fördern**: Ermutigen Sie Jugendliche, ihre Hautpflege-Routine zur gleichen Zeit jeden Tag zu praktizieren, beispielsweise morgens nach dem Aufstehen und abends vor dem Schlafengehen.

- **Produkte, die Spaß machen**: Wählen Sie Hautpflegeprodukte, die angenehm in der Anwendung sind und möglicherweise ansprechende Düfte oder Texturen haben, um die Routine attraktiver zu machen.

Herausforderung: Einfluss von Ernährung und Lebensstil

1. **Herausforderungen durch Ernährung und Lebensstil**

Eine ungesunde Ernährung und ein stressiger Lebensstil können sich negativ auf die Haut auswirken. Fast Food, zuckerhaltige Getränke und mangelnde Bewegung tragen zu Hautproblemen bei.

2. **Lösungen durch gesunde Gewohnheiten**

- **Gesunde Ernährung**: Fördern Sie eine ausgewogene Ernährung, die reich an Obst, Gemüse, Vollkornprodukten und magerem Protein ist. Eine gesunde Ernährung versorgt die Haut mit den notwendigen Nährstoffen.

- **Hydratation**: Ermutigen Sie Jugendliche, ausreichend Wasser zu trinken, um die Haut hydratisiert und gesund zu halten.

- **Stressbewältigung**: Techniken wie Yoga, Meditation und regelmäßige Bewegung können helfen, Stress abzubauen, der sich negativ auf die Haut auswirken kann.

- **Schlafhygiene**: Ausreichend Schlaf ist wichtig für die Hautregeneration. Jugendliche sollten mindestens 8 Stunden pro Nacht schlafen, um die Hautgesundheit zu fördern.

Die Hautpflege in der Jugend ist entscheidend, um die Grundlage für eine gesunde Haut im Erwachsenenalter zu legen. Jugendliche stehen vor spezifischen Herausforderungen wie Akne, öliger Haut, Mitessern und empfindlicher Haut, die durch hormonelle Veränderungen und Lebensstilfaktoren verschärft werden können. Durch eine gezielte Hautpflege-Routine, die auf die individuellen Bedürfnisse der Haut eingeht, sowie durch gesunde Ernährungs- und Lebensstilgewohnheiten können diese Herausforderungen erfolgreich gemeistert werden. Die Etablierung guter Hautpflegegewohnheiten in der Jugend kann dazu beitragen, Hautprobleme zu minimieren und die Haut gesund und strahlend zu erhalten.

9.2. Hautpflege in den 20ern und 30ern

Erhaltung einer jugendlichen und gesunden Haut

Einführung

Die Hautpflege in den 20ern und 30ern ist entscheidend, um die Grundlage für eine gesunde, jugendliche Haut zu legen und vorzeitiger Hautalterung vorzubeugen. In diesen

Jahrzehnten durchläuft die Haut verschiedene Veränderungen, die spezifische Pflegebedürfnisse erfordern. In diesem Abschnitt werden wir auf die wichtigsten Hautpflegepraktiken eingehen, die zur Erhaltung einer jugendlichen und gesunden Haut beitragen, sowie auf die spezifischen Bedürfnisse dieser Altersgruppe.

Herausforderungen und Veränderungen der Haut in den 20ern und 30ern

1. Hormonelle Schwankungen

In den 20ern können hormonelle Schwankungen weiterhin Hautprobleme wie Akne verursachen. Auch Stress und ein hektischer Lebensstil können die Hautgesundheit beeinträchtigen. In den 30ern beginnen sich die Zeichen der Hautalterung zu zeigen, wie feine Linien und erste Falten.

2. Verlangsamte Zellregeneration

Ab den 30ern verlangsamt sich die Zellregeneration, was zu einem stumpferen Teint und ungleichmäßiger Hauttextur führen kann. Die Produktion von Kollagen und Elastin nimmt ebenfalls ab, was die Haut anfälliger für Schäden macht.

Grundlagen der Hautpflege in den 20ern und 30ern

1. Reinigung

Eine gründliche Reinigung ist der erste Schritt zu einer gesunden Haut. Es ist wichtig, das Gesicht zweimal täglich zu reinigen, um Schmutz, überschüssiges Öl und Make-up zu entfernen.

Empfohlene Produkte:

- **Sanfte Reinigungsmittel**: Verwenden Sie milde, sulfatfreie Reinigungsmittel, die die Haut nicht austrocknen.

- **Mizellenwasser**: Eine sanfte Möglichkeit, Make-up zu entfernen und die Haut zu reinigen, ohne sie zu reizen.

2. Feuchtigkeitspflege

Feuchtigkeitspflege ist entscheidend, um die Haut geschmeidig und hydratisiert zu halten. Auch ölige Haut benötigt Feuchtigkeit, um ein gesundes Gleichgewicht zu bewahren.

Empfohlene Produkte:

- **Leichte Feuchtigkeitscremes**: Ideal für die tägliche Anwendung, um die Haut hydratisiert zu halten, ohne sie zu beschweren.

- **Feuchtigkeitsseren**: Seren mit Hyaluronsäure oder Glycerin können zusätzliche Feuchtigkeit spenden und die Haut praller erscheinen lassen.

3. Sonnenschutz

Sonnenschutz ist einer der wichtigsten Schritte in der Hautpflege, um vorzeitiger Hautalterung und Hautschäden vorzubeugen. UV-Strahlen sind eine der Hauptursachen für Falten und Pigmentflecken.

Empfohlene Produkte:

- **Breitbandspektrum-Sonnenschutz**: Verwenden Sie täglich einen Sonnenschutz mit mindestens SPF 30, der sowohl UVA- als auch UVB-Strahlen blockiert.

- **Getönte Sonnenschutzmittel**: Bieten zusätzlichen Schutz und gleichen den Hautton aus.

Spezifische Bedürfnisse der Haut in den 20ern

1. Aknebehandlung

Viele Menschen in den 20ern kämpfen weiterhin mit Akne. Eine gezielte Behandlung kann helfen, Hautunreinheiten zu reduzieren und das Hautbild zu verbessern.

Empfohlene Produkte:

- **Salicylsäure**: Hilft, die Poren zu reinigen und Hautunreinheiten zu reduzieren.

- **Benzoylperoxid**: Wirkt antibakteriell und entzündungshemmend, um Akne zu bekämpfen.

- **Retinoide**: Fördern die Zellregeneration und können helfen, Aknenarben zu reduzieren.

2. Hautberuhigung

Stress und Umweltfaktoren können die Haut in den 20ern reizen. Beruhigende Hautpflegeprodukte können helfen, die Haut zu entspannen und Rötungen zu reduzieren.

Empfohlene Produkte:

- **Aloe Vera**: Beruhigt und hydratisiert die Haut.

- **Kamille und grünem Tee**: Haben entzündungshemmende Eigenschaften und helfen, die Haut zu beruhigen.

Spezifische Bedürfnisse der Haut in den 30ern

1. Anti-Aging-Prävention

In den 30ern beginnen feine Linien und erste Falten zu erscheinen. Eine gezielte Anti-Aging-Pflege kann helfen, die Zeichen der Hautalterung zu minimieren.

Empfohlene Produkte:

- **Retinol**: Ein wirksames Anti-Aging-Mittel, das die Zellregeneration fördert und die Kollagenproduktion anregt.

- **Antioxidantien**: Produkte mit Vitamin C und E helfen, freie Radikale zu bekämpfen und die Haut vor Umweltschäden zu schützen.

- **Peptide**: Unterstützen die Kollagenproduktion und verbessern die Hautfestigkeit.

2. Hautaufhellung

Ungleichmäßiger Hautton und Pigmentflecken können in den 30ern häufiger auftreten. Produkte zur Hautaufhellung können helfen, den Teint auszugleichen und zu strahlen.

Empfohlene Produkte:

- **Vitamin C**: Hellt die Haut auf und reduziert Pigmentflecken.

- **Niacinamid**: Reduziert Pigmentierung und verbessert die Hautstruktur.

- **Glykolsäure**: Fördert die Hauterneuerung und hilft, den Teint zu klären.

Lebensstil und Hautpflege

1. Ernährung

Eine ausgewogene Ernährung spielt eine wichtige Rolle bei der Hautgesundheit. Vitamine und Mineralien sind essentiell, um die Haut von innen heraus zu nähren.

Empfohlene Nahrungsmittel:

- **Obst und Gemüse**: Reich an Antioxidantien, die die Haut vor Schäden schützen.

- **Fettreicher Fisch**: Enthält Omega-3-Fettsäuren, die entzündungshemmend wirken und die Haut hydratisiert halten.

- **Nüsse und Samen**: Eine gute Quelle für gesunde Fette und Vitamin E.

2. Hydratation

Ausreichend Wasser zu trinken ist entscheidend für eine gesunde Haut. Hydratation hilft, die Haut prall und elastisch zu halten.

Empfehlungen:

- **Mindestens 8 Gläser Wasser pro Tag**: Halten Sie sich an diese Regel, um sicherzustellen, dass Ihre Haut gut mit Feuchtigkeit versorgt ist.

- **Hydratisierende Lebensmittel**: Wassermelone, Gurken und Zucchini sind Lebensmittel mit hohem Wassergehalt, die zur Hydratation beitragen können.

3. **Schlaf**

Schlaf ist entscheidend für die Hautregeneration und die allgemeine Gesundheit. Ausreichend Schlaf hilft, den Stresspegel zu senken und die Haut zu reparieren.

Empfehlungen:

- **7-9 Stunden Schlaf pro Nacht**: Diese Menge hilft, die Haut zu regenerieren und die Anzeichen von Müdigkeit zu reduzieren.

- **Schlafroutine**: Eine feste Schlafenszeit und eine entspannende Routine vor dem Schlafengehen können die Schlafqualität verbessern.

Stressbewältigung

1. **Achtsamkeit und Meditation**

Stress kann die Hautgesundheit negativ beeinflussen. Achtsamkeits- und Meditationspraktiken können helfen, den Stresspegel zu senken und die Haut zu beruhigen.

Empfohlene Praktiken:

- **Tägliche Meditation**: Schon 10 Minuten pro Tag können helfen, den Geist zu beruhigen und Stress abzubauen.

- **Atemübungen**: Tiefe Atemübungen können helfen, sofortigen Stress abzubauen und das Nervensystem zu beruhigen.

2. **Bewegung**

Regelmäßige Bewegung fördert die Durchblutung und hilft, den Körper zu entgiften. Sport kann auch dazu beitragen,

Stress abzubauen und das allgemeine Wohlbefinden zu verbessern.

Empfohlene Aktivitäten:

- **Cardio-Training**: Joggen, Radfahren oder Schwimmen sind ausgezeichnete Möglichkeiten, um das Herz-Kreislauf-System zu stärken und die Durchblutung zu fördern.

- **Yoga und Pilates**: Diese Aktivitäten kombinieren Bewegung mit Entspannung und helfen, Körper und Geist in Einklang zu bringen.

Die Hautpflege in den 20ern und 30ern erfordert spezifische Strategien, um die Haut jugendlich und gesund zu halten. Eine gründliche Reinigung, Feuchtigkeitspflege und Sonnenschutz sind grundlegende Schritte, die durch gezielte Behandlungen für Akne, Anti-Aging und Hautberuhigung ergänzt werden sollten. Eine ausgewogene Ernährung, ausreichende Hydratation, Schlaf und Stressbewältigung sind ebenfalls entscheidend, um die Haut von innen heraus zu nähren und zu schützen. Indem Sie diese Praktiken in Ihre tägliche Routine integrieren, können Sie die Hautgesundheit optimieren und die ersten Anzeichen der Hautalterung minimieren.

9.3. Hautpflege ab den 40ern und darüber hinaus

Umgang mit den Zeichen der Hautalterung

Einführung

Mit zunehmendem Alter verändert sich die Haut und erfordert spezielle Pflege, um gesund und strahlend zu bleiben. Ab den 40ern und darüber hinaus werden die Zeichen der Hautalterung deutlicher sichtbar. In diesem Abschnitt werden wir die spezifischen Herausforderungen und Bedürfnisse der Haut in dieser Lebensphase sowie die besten Pflegepraktiken und Produkte zur Bekämpfung der Zeichen der Hautalterung detailliert behandeln.

Herausforderungen der Hautalterung

1. Verlust von Kollagen und Elastin

Ab den 40ern nimmt die Produktion von Kollagen und Elastin, den Proteinen, die der Haut Festigkeit und Elastizität verleihen, ab. Dies führt zu einer schlafferen Haut, Falten und feinen Linien.

2. Dünnere Haut

Mit dem Alter wird die Haut dünner und empfindlicher. Dies macht sie anfälliger für Verletzungen, Trockenheit und Reizungen.

3. Verminderte Zellregeneration

Die Fähigkeit der Haut, sich selbst zu erneuern, verlangsamt sich, was zu einem stumpferen Teint und ungleichmäßiger Hautstruktur führen kann.

4. **Pigmentflecken und ungleichmäßiger Hautton**

Sonnenschäden und hormonelle Veränderungen können zu Hyperpigmentierung und Altersflecken führen, die den Hautton ungleichmäßig machen.

Grundlagen der Hautpflege ab den 40ern

1. **Reinigung**

Eine milde, aber effektive Reinigung ist entscheidend, um die Haut sauber und frisch zu halten, ohne sie auszutrocknen.

Empfohlene Produkte:

- **Sanfte Reinigungsmittel**: Verwenden Sie cremige oder ölige Reinigungsmittel, die die Haut hydratisieren und nicht austrocknen.

- **Reinigungsbalsam**: Balsame sind besonders gut geeignet, um die Haut gründlich zu reinigen und gleichzeitig Feuchtigkeit zu spenden.

2. **Feuchtigkeitspflege**

Intensive Feuchtigkeitspflege ist unerlässlich, um die Haut geschmeidig und hydratisiert zu halten.

Empfohlene Produkte:

- **Feuchtigkeitscremes mit Hyaluronsäure**: Hyaluronsäure kann große Mengen Wasser binden und hilft, die Haut prall und hydratisiert zu halten.

- **Feuchtigkeitsmasken**: Verwenden Sie regelmäßig feuchtigkeitsspendende Masken, um der Haut einen zusätzlichen Feuchtigkeitsboost zu geben.

3. **Sonnenschutz**

Sonnenschutz bleibt auch in den 40ern und darüber hinaus eine der wichtigsten Maßnahmen zur Verhinderung von Hautalterung und Hautschäden.

Empfohlene Produkte:

- **Breitbandspektrum-Sonnenschutz mit hohem SPF**: Verwenden Sie täglich einen Sonnenschutz mit mindestens SPF 30, um vor UVA- und UVB-Strahlen zu schützen.

- **Sonnenschutzmittel mit Antioxidantien**: Diese bieten zusätzlichen Schutz vor freien Radikalen und Umweltschäden.

Gezielte Anti-Aging-Pflege

1. **Retinoide**

Retinoide sind ein Eckpfeiler der Anti-Aging-Pflege, da sie die Zellregeneration fördern und die Kollagenproduktion anregen.

Empfohlene Produkte:

- **Retinol**: Ein milderes Retinoid, das für empfindliche Haut geeignet ist.

- **Tretinoin**: Ein stärkeres Retinoid, das von Dermatologen verschrieben werden kann.

2. **Antioxidantien**

Antioxidantien schützen die Haut vor freien Radikalen und fördern eine gesunde, strahlende Haut.

Empfohlene Produkte:

- **Vitamin C**: Ein kraftvolles Antioxidans, das die Kollagenproduktion fördert und die Haut aufhellt.

- **Vitamin E**: Beruhigt die Haut und unterstützt die Hautbarriere.

3. Peptide

Peptide sind kleine Proteine, die die Kollagenproduktion anregen und die Hautstruktur verbessern.

Empfohlene Produkte:

- **Peptid-Seren**: Diese können täglich unter der Feuchtigkeitscreme verwendet werden, um die Haut zu festigen und zu straffen.

4. Hautaufheller

Produkte zur Aufhellung der Haut können helfen, Pigmentflecken und Hyperpigmentierung zu reduzieren.

Empfohlene Produkte:

- **Niacinamid**: Reduziert Pigmentierung und verbessert die Hautstruktur.

- **Glykolsäure**: Fördert die Hauterneuerung und hilft, den Teint zu klären.

Lebensstil und Hautpflege

1. Ernährung

Eine nährstoffreiche Ernährung spielt eine entscheidende Rolle bei der Erhaltung der Hautgesundheit.

Empfohlene Nahrungsmittel:

- **Obst und Gemüse**: Reich an Antioxidantien, Vitaminen und Mineralien, die die Haut schützen und nähren.

- **Fettreicher Fisch**: Enthält Omega-3-Fettsäuren, die entzündungshemmend wirken und die Haut hydratisiert halten.

- **Vollkornprodukte**: Unterstützen die allgemeine Gesundheit und tragen zur Hautgesundheit bei.

2. Hydratation

Ausreichend Wasser zu trinken ist entscheidend für eine gesunde Haut.

Empfehlungen:

- **Täglich mindestens 8 Gläser Wasser**: Um die Haut von innen heraus hydratisiert zu halten.

- **Hydratisierende Lebensmittel**: Wassermelone, Gurken und Zucchini sind Lebensmittel mit hohem Wassergehalt, die zur Hydratation beitragen können.

3. Schlaf

Guter Schlaf ist entscheidend für die Hautregeneration und die allgemeine Gesundheit.

Empfehlungen:

- **7-9 Stunden Schlaf pro Nacht**: Diese Menge hilft, die Haut zu regenerieren und die Anzeichen von Müdigkeit zu reduzieren.

- **Schlafroutine**: Eine feste Schlafenszeit und eine entspannende Routine vor dem Schlafengehen können die Schlafqualität verbessern.

4. Stressbewältigung

Stress kann die Hautgesundheit negativ beeinflussen. Techniken zur Stressbewältigung sind daher wichtig.

Empfohlene Praktiken:

- **Meditation und Yoga**: Diese Praktiken helfen, den Geist zu beruhigen und den Stress zu reduzieren.

- **Atemübungen**: Tiefe Atemübungen können helfen, sofortigen Stress abzubauen und das Nervensystem zu beruhigen.

Professionelle Behandlungen

1. Chemische Peelings

Chemische Peelings können helfen, die Haut zu erneuern und das Erscheinungsbild von Falten und Pigmentflecken zu verbessern.

Empfohlene Behandlungen:

- **Leichte Peelings**: Diese können regelmäßig durchgeführt werden, um die Hautstruktur zu verbessern und den Teint aufzuhellen.

- **Stärkere Peelings**: Diese sollten von einem Dermatologen durchgeführt werden und bieten tiefere Hauterneuerung.

2. **Laserbehandlungen**

Laserbehandlungen können gezielt Hautprobleme wie Pigmentflecken, Falten und ungleichmäßige Hautstruktur behandeln.

Empfohlene Behandlungen:

- **Fraktionierter Laser**: Hilft, das Hautbild zu verbessern und die Kollagenproduktion zu stimulieren.

- **IPL (Intense Pulsed Light)**: Behandelt Pigmentflecken und fördert einen gleichmäßigen Hautton.

3. **Mikrodermabrasion**

Mikrodermabrasion ist eine nicht-invasive Methode, um abgestorbene Hautzellen zu entfernen und die Hauterneuerung zu fördern.

Empfohlene Behandlungen:

- **Regelmäßige Sitzungen**: Diese können helfen, die Hautstruktur zu verbessern und die Poren zu verfeinern.

Die Hautpflege ab den 40ern und darüber hinaus erfordert spezielle Strategien, um den Zeichen der Hautalterung effektiv entgegenzuwirken. Eine gründliche Reinigung, intensive Feuchtigkeitspflege und konsequenter Sonnenschutz sind die Grundlagen. Ergänzt wird dies durch gezielte Anti-Aging-Produkte wie Retinoide, Antioxidantien, Peptide und Hautaufheller. Eine gesunde Ernährung, ausreichende Hydratation, guter Schlaf und effektive Stressbewältigung sind ebenfalls entscheidend für die Erhaltung der Hautgesundheit. Professionelle Behandlungen wie chemische Peelings, Laserbehandlungen und Mikrodermabrasion können zusätzlich helfen, das Hautbild zu verbessern und die Zeichen der Hautalterung zu minimieren. Indem Sie diese Praktiken in Ihre tägliche Routine integrieren, können Sie Ihre Haut optimal pflegen und ihr ein jugendliches, strahlendes Aussehen verleihen.

KAPITEL 10: PROFESSIONELLE HAUTBEHANDLUNGEN

10.1. Arten von professionellen Behandlungen

Einführung

Professionelle Hautbehandlungen können eine wertvolle Ergänzung zur täglichen Hautpflege sein. Sie bieten tiefere und intensivere Ergebnisse als die häusliche Pflege und können spezifische Hautprobleme gezielt angehen. In diesem Abschnitt werden wir verschiedene Arten von professionellen Behandlungen wie Gesichtsbehandlungen, chemische Peelings und Mikrodermabrasion ausführlich besprechen, einschließlich ihrer Vorteile und der notwendigen Vorsichtsmaßnahmen.

Gesichtsbehandlungen

Einführung in Gesichtsbehandlungen

Gesichtsbehandlungen sind eine der häufigsten professionellen Hautbehandlungen und bieten eine umfassende Pflege der Haut. Sie bestehen aus mehreren Schritten, die Reinigung, Peeling, Extraktion, Massage und Maske umfassen können.

Vorteile von Gesichtsbehandlungen

1. **Tiefenreinigung**

Gesichtsbehandlungen bieten eine gründliche Reinigung, die über das hinausgeht, was zu Hause erreicht werden kann. Sie entfernen Unreinheiten, überschüssigen Talg und abgestorbene Hautzellen, was zu einer klareren Haut führt.

2. Hydratation

Durch die Verwendung von speziellen Feuchtigkeitscremes und -masken wird die Haut intensiv hydratisiert, was zu einer glatteren und strahlenderen Haut führt.

3. Förderung der Durchblutung

Die Massagetechniken, die in Gesichtsbehandlungen verwendet werden, fördern die Durchblutung und den Lymphfluss. Dies hilft, Giftstoffe abzutransportieren und die Haut zu revitalisieren.

4. Entspannung

Gesichtsbehandlungen bieten nicht nur physische Vorteile, sondern auch mentale Entspannung. Die beruhigende Atmosphäre und die entspannenden Techniken helfen, Stress abzubauen und das allgemeine Wohlbefinden zu steigern.

Vorsichtsmaßnahmen bei Gesichtsbehandlungen

1. Hauttyp berücksichtigen

Nicht alle Gesichtsbehandlungen sind für jeden Hauttyp geeignet. Es ist wichtig, eine Behandlung zu wählen, die auf den individuellen Hauttyp und die Hautbedürfnisse abgestimmt ist.

2. **Allergien und Empfindlichkeiten**

Vor der Behandlung sollte der Hautpflegespezialist über mögliche Allergien und Hautempfindlichkeiten informiert werden, um Reaktionen zu vermeiden.

3. **Nachsorge**

Nach der Behandlung ist es wichtig, die Anweisungen des Spezialisten zu befolgen, um die besten Ergebnisse zu erzielen und Irritationen zu vermeiden. Dies kann die Verwendung bestimmter Produkte oder die Vermeidung direkter Sonneneinstrahlung umfassen.

Chemische Peelings

Einführung in chemische Peelings

Chemische Peelings sind eine effektive Methode, um die Haut zu erneuern und zu verjüngen. Sie verwenden Säuren, um die oberste Hautschicht abzutragen und die Hautzellen zur Erneuerung anzuregen.

Arten von chemischen Peelings

1. **Oberflächliche Peelings**

Oberflächliche Peelings verwenden milde Säuren wie Glykolsäure oder Salicylsäure, um die äußerste Schicht der Haut sanft zu exfolieren. Sie sind ideal für die Behandlung von leichten Hautunreinheiten, feinen Linien und ungleichmäßiger Hauttextur.

2. **Mitteltiefe Peelings**

Mitteltiefe Peelings dringen tiefer in die Haut ein und verwenden stärkere Säuren wie Trichloressigsäure (TCA). Sie sind wirksam bei der Behandlung von Pigmentflecken, Aknenarben und mäßigen Falten.

3. Tiefe Peelings

Tiefe Peelings verwenden starke Säuren wie Phenol, um die Haut tief zu exfolieren. Diese Behandlungen sind intensiv und erfordern eine längere Erholungszeit, bieten jedoch dramatische Ergebnisse bei tiefen Falten, schweren Sonnenschäden und Narben.

Vorteile von chemischen Peelings

1. Hauterneuerung

Chemische Peelings fördern die Erneuerung der Hautzellen und führen zu einer glatteren, strahlenderen Haut. Sie können helfen, feine Linien, Falten, Pigmentflecken und Aknenarben zu reduzieren.

2. Verbesserung der Hauttextur

Durch das Entfernen der abgestorbenen Hautzellen und die Förderung der Zellregeneration verbessern chemische Peelings die Hauttextur und verleihen der Haut ein gleichmäßigeres Aussehen.

3. Aknebehandlung

Chemische Peelings können helfen, Akne zu kontrollieren, indem sie die Poren reinigen und die Talgproduktion regulieren. Sie reduzieren auch die Narbenbildung nach Akne.

Vorsichtsmaßnahmen bei chemischen Peelings

1. Hauttyp und -zustand berücksichtigen

Chemische Peelings sind nicht für alle Hauttypen und -zustände geeignet. Es ist wichtig, einen qualifizierten Hautpflegespezialisten zu konsultieren, um die richtige Art von Peeling auszuwählen.

2. Sonnenschutz

Nach einem chemischen Peeling ist die Haut empfindlicher gegenüber UV-Strahlen. Es ist entscheidend, Sonnenschutzmittel mit hohem SPF zu verwenden und direkte Sonneneinstrahlung zu vermeiden.

3. Nachsorge

Die richtige Nachsorge ist entscheidend für die Heilung und die besten Ergebnisse. Dies kann die Verwendung von beruhigenden und feuchtigkeitsspendenden Produkten sowie die Vermeidung von Make-up und aggressiven Hautpflegeprodukten umfassen.

Mikrodermabrasion

Einführung in die Mikrodermabrasion

Mikrodermabrasion ist ein nicht-invasives Verfahren, das mechanische Exfoliation verwendet, um die oberste Schicht abgestorbener Hautzellen zu entfernen. Es verbessert die Hautstruktur und fördert die Zellregeneration.

Arten der Mikrodermabrasion

1. Kristall-Mikrodermabrasion

Diese Methode verwendet feine Kristalle, die mit hoher Geschwindigkeit auf die Haut gesprüht und dann abgesaugt werden. Die Kristalle peelen die Haut sanft und entfernen abgestorbene Zellen.

2. Diamant-Mikrodermabrasion

Bei der Diamant-Mikrodermabrasion wird ein mit Diamantpartikeln beschichteter Aufsatz verwendet, um die Haut zu exfolieren. Diese Methode ist präziser und bietet eine kontrollierte Abtragung der Haut.

Vorteile der Mikrodermabrasion

1. Verbesserung der Hauttextur

Mikrodermabrasion glättet die Hautoberfläche, reduziert feine Linien und Falten und verleiht der Haut ein gleichmäßigeres Aussehen.

2. Förderung der Hauterneuerung

Durch die Entfernung der abgestorbenen Hautzellen wird die Zellregeneration angeregt, was zu einer frischeren und strahlenderen Haut führt.

3. Porenverfeinerung

Mikrodermabrasion kann helfen, verstopfte Poren zu reinigen und zu verkleinern, was das Risiko von Akne und Hautunreinheiten reduziert.

Vorsichtsmaßnahmen bei der Mikrodermabrasion

1. Hauttyp berücksichtigen

Obwohl Mikrodermabrasion für die meisten Hauttypen sicher ist, sollten Personen mit empfindlicher Haut oder bestimmten Hauterkrankungen einen Hautpflegespezialisten konsultieren, bevor sie die Behandlung in Anspruch nehmen.

2. Nachsorge

Nach der Mikrodermabrasion ist die Haut möglicherweise empfindlicher und erfordert sanfte Pflege. Vermeiden Sie aggressive Produkte und tragen Sie eine feuchtigkeitsspendende Creme auf, um die Haut zu beruhigen.

3. Sonnenschutz

Da die Haut nach der Mikrodermabrasion empfindlicher gegenüber der Sonne ist, ist es wichtig, täglich einen Sonnenschutz mit hohem SPF zu verwenden.

Vergleich der Behandlungen

1. Gesichtsbehandlungen vs. chemische Peelings

Gesichtsbehandlungen bieten eine umfassende Pflege und sind ideal für die allgemeine Hautgesundheit und Entspannung. Chemische Peelings hingegen zielen gezielt auf spezifische Hautprobleme wie Akne, Pigmentflecken und Falten ab und bieten tiefere Ergebnisse.

2. Chemische Peelings vs. Mikrodermabrasion

Chemische Peelings verwenden Säuren, um die Haut zu exfolieren, und bieten stärkere Ergebnisse bei tiefen Hautproblemen. Mikrodermabrasion ist eine mechanische Exfoliation, die weniger intensiv ist und eine kürzere Erholungszeit erfordert, aber dennoch effektiv die Hautstruktur verbessert.

3. Gesichtsbehandlungen vs. Mikrodermabrasion

Gesichtsbehandlungen sind vielseitig und können auf verschiedene Hautbedürfnisse angepasst werden. Mikrodermabrasion konzentriert sich spezifisch auf die Exfoliation und Hauterneuerung und bietet sichtbare Verbesserungen der Hauttextur und -klarheit.

Professionelle Hautbehandlungen wie Gesichtsbehandlungen, chemische Peelings und Mikrodermabrasion bieten tiefergehende Ergebnisse als die häusliche Hautpflege und können spezifische Hautprobleme gezielt behandeln. Gesichtsbehandlungen bieten eine umfassende Pflege und Entspannung, chemische Peelings fördern die Hauterneuerung und behandeln Hautprobleme wie Akne und Pigmentflecken, und Mikrodermabrasion verbessert die Hauttextur und verfeinert die Poren. Jede dieser Behandlungen hat ihre eigenen Vorteile und Vorsichtsmaßnahmen, die berücksichtigt werden sollten, um die besten Ergebnisse zu erzielen und die Haut gesund und strahlend zu halten. Durch die Wahl der richtigen Behandlung in Absprache mit einem qualifizierten Hautpflegespezialisten können Sie Ihre Haut optimal pflegen und langfristig von den positiven Effekten profitieren.

10.2. Auswahl eines Fachmanns

Auswahlkriterien

Einführung

Die Auswahl eines geeigneten Fachmanns für Hautbehandlungen ist entscheidend, um die bestmöglichen Ergebnisse zu erzielen und die Hautgesundheit zu gewährleisten. Ein qualifizierter Hautpflegespezialist kann individuelle Bedürfnisse erkennen und gezielte Behandlungen empfehlen. In diesem Abschnitt werden wir die wichtigsten Auswahlkriterien für die Wahl eines Fachmanns sowie das, was bei der Behandlung zu erwarten ist, detailliert besprechen.

Qualifikationen und Zertifizierungen

1. Ausbildung und Fachwissen

Stellen Sie sicher, dass der Hautpflegespezialist eine fundierte Ausbildung und umfassende Kenntnisse im Bereich der Dermatologie oder Kosmetologie hat. Ein geprüfter Dermatologe oder ein lizenzierter Kosmetiker mit speziellen Schulungen in Hautbehandlungen kann qualitativ hochwertige Pflege bieten.

2. Zertifizierungen und Lizenzen

Überprüfen Sie, ob der Fachmann über die notwendigen Zertifizierungen und Lizenzen verfügt, die in Ihrer Region erforderlich sind. Zertifizierungen von anerkannten Fachgesellschaften und Berufsverbänden sind ein Indikator für Professionalität und Fachkompetenz.

Erfahrung und Spezialisierung

1. Erfahrung in spezifischen Behandlungen

Ein erfahrener Fachmann hat möglicherweise mehr Wissen und Fähigkeiten in spezifischen Hautbehandlungen. Fragen Sie nach der Anzahl der durchgeführten Behandlungen und den Ergebnissen, die erzielt wurden.

2. Spezialisierung auf Hautprobleme

Einige Fachleute spezialisieren sich auf bestimmte Hautprobleme wie Akne, Rosacea oder Anti-Aging. Wählen Sie einen Spezialisten, der Erfahrung in der Behandlung Ihrer spezifischen Hautbedürfnisse hat.

Ruf und Empfehlungen

1. Kundenbewertungen und Testimonials

Lesen Sie Kundenbewertungen und Testimonials, um einen Eindruck von den Erfahrungen anderer Patienten zu bekommen. Positive Bewertungen und zufriedene Kunden sind ein guter Hinweis auf die Qualität der Dienstleistungen.

2. Empfehlungen von Freunden und Familie

Fragen Sie Freunde und Familienmitglieder nach Empfehlungen. Persönliche Erfahrungen und Empfehlungen können Ihnen helfen, einen vertrauenswürdigen Fachmann zu finden.

Beratung und Kommunikation

1. Erstberatung

Eine ausführliche Erstberatung ist entscheidend. Der Fachmann sollte Ihre Haut gründlich untersuchen, Ihre

Anliegen besprechen und eine individuelle Behandlungsstrategie entwickeln.

2. Transparente Kommunikation

Gute Kommunikation ist ein Zeichen von Professionalität. Der Fachmann sollte alle Ihre Fragen beantworten, den Behandlungsablauf erklären und mögliche Risiken und Nebenwirkungen offenlegen.

Hygiene und Sicherheit

1. Sauberkeit der Einrichtung

Die Sauberkeit der Praxis oder des Salons ist ein wichtiger Indikator für Professionalität. Stellen Sie sicher, dass die Räumlichkeiten sauber und ordentlich sind und dass alle Instrumente und Geräte sterilisiert werden.

2. Sicherheitsmaßnahmen

Der Fachmann sollte strenge Sicherheitsmaßnahmen einhalten, um Infektionen und Komplikationen zu vermeiden. Dazu gehört das Tragen von Handschuhen, die Desinfektion von Geräten und die Verwendung steriler Einwegmaterialien.

Was bei der Behandlung zu erwarten ist

Vorbereitung auf die Behandlung

1. Vorab-Untersuchung

Vor der eigentlichen Behandlung wird der Fachmann eine gründliche Hautuntersuchung durchführen. Dies umfasst die Analyse des Hauttyps, die Identifizierung von

Hautproblemen und die Bewertung des allgemeinen Hautzustands.

2. Aufklärung und Einverständnis

Der Fachmann wird Sie über den Behandlungsablauf, die zu erwartenden Ergebnisse und mögliche Risiken aufklären. Sie sollten ein Einverständnisformular unterschreiben, das bestätigt, dass Sie über alle Aspekte der Behandlung informiert wurden.

Während der Behandlung

1. Komfort und Entspannung

Während der Behandlung wird der Fachmann sicherstellen, dass Sie sich wohl und entspannt fühlen. Ein ruhiges Umfeld und eine bequeme Liegeposition tragen zur Entspannung bei.

2. Verwendung geeigneter Produkte und Geräte

Der Fachmann wird hochwertige Produkte und spezialisierte Geräte verwenden, die auf Ihre Hautbedürfnisse abgestimmt sind. Dies kann die Anwendung von Reinigungsmitteln, Seren, Masken und speziellen Behandlungstechniken umfassen.

3. Überwachung und Anpassung

Während der Behandlung wird der Fachmann den Fortschritt überwachen und gegebenenfalls Anpassungen vornehmen, um optimale Ergebnisse zu erzielen. Dies kann die Intensität der Behandlung oder die Verwendung zusätzlicher Produkte betreffen.

Nach der Behandlung

1. Nachsorge-Anweisungen

Nach der Behandlung erhalten Sie spezifische Anweisungen zur Nachsorge, um die Heilung zu unterstützen und die Ergebnisse zu maximieren. Dies kann die Verwendung bestimmter Produkte, die Vermeidung von Sonne oder anderen Hautreizungen und Tipps zur Hautpflege umfassen.

2. Mögliche Nebenwirkungen und deren Handhabung

Der Fachmann wird Sie über mögliche Nebenwirkungen informieren, wie Rötungen, Schwellungen oder Empfindlichkeit, und Ihnen Ratschläge geben, wie Sie diese minimieren können. Es ist wichtig, alle Anweisungen genau zu befolgen, um Komplikationen zu vermeiden.

Folgetermine und Langzeitpflege

1. Planung von Folgeterminen

Je nach Art der Behandlung und den individuellen Hautbedürfnissen kann es erforderlich sein, Folgetermine zu planen. Regelmäßige Besuche beim Fachmann helfen, die Hautgesundheit zu überwachen und notwendige Anpassungen vorzunehmen.

2. Langzeitpflege und Wartung

Der Fachmann wird Ihnen Empfehlungen für die Langzeitpflege geben, um die Ergebnisse der Behandlung aufrechtzuerhalten. Dies kann regelmäßige Behandlungen, eine angepasste Hautpflegeroutine und Lebensstiländerungen umfassen.

Finanzielle Überlegungen

1. Kosten der Behandlung

Informieren Sie sich im Voraus über die Kosten der Behandlung. Hochwertige Hautbehandlungen können teuer sein, aber es ist wichtig, nicht an der Qualität zu sparen. Fragen Sie nach detaillierten Kostenaufstellungen und möglichen Finanzierungsoptionen.

2. Versicherung und Rückerstattung

Einige Hautbehandlungen können von der Krankenversicherung abgedeckt sein, insbesondere wenn sie medizinisch notwendig sind. Überprüfen Sie Ihre Versicherungsbedingungen und sprechen Sie mit Ihrem Fachmann über mögliche Rückerstattungen.

Persönliche Vorbereitung

1. Hautpflege vor der Behandlung

Bereiten Sie Ihre Haut auf die Behandlung vor, indem Sie die Anweisungen des Fachmanns befolgen. Dies kann die Verwendung bestimmter Produkte oder die Vermeidung bestimmter Aktivitäten umfassen.

2. Vermeidung von Irritationen

Vermeiden Sie vor der Behandlung Aktivitäten, die die Haut reizen könnten, wie Sonnenbaden, Waxing oder die Verwendung aggressiver Hautpflegeprodukte. Eine ruhige und gepflegte Haut ist besser für professionelle Behandlungen geeignet.

Emotionale Vorbereitung

1. Erwartungen managen

Es ist wichtig, realistische Erwartungen zu haben. Professionelle Hautbehandlungen können beeindruckende Ergebnisse liefern, aber sie sind kein Wundermittel. Besprechen Sie Ihre Ziele offen mit dem Fachmann und lassen Sie sich über die möglichen Ergebnisse und den Zeitrahmen beraten.

2. Entspannungstechniken

Nutzen Sie Entspannungstechniken wie tiefes Atmen oder Meditation, um sich auf die Behandlung vorzubereiten. Dies hilft, Angst und Nervosität zu reduzieren und die Behandlung angenehmer zu gestalten.

Die Auswahl eines qualifizierten Fachmanns für Hautbehandlungen ist entscheidend für die Gesundheit und das Aussehen Ihrer Haut. Wichtige Auswahlkriterien sind Qualifikationen, Erfahrung, Ruf, Beratungskompetenz und Hygienestandards. Während der Behandlung ist es wichtig, dass Sie sich wohl und gut betreut fühlen, während der Fachmann hochwertige Produkte und Techniken anwendet. Nach der Behandlung sind Nachsorge und die Planung von Folgeterminen entscheidend, um die besten Ergebnisse zu erzielen. Finanzielle und persönliche Vorbereitung sowie realistische Erwartungen tragen ebenfalls zu einer positiven Erfahrung bei. Indem Sie diese Aspekte berücksichtigen, können Sie sicherstellen, dass Ihre Haut optimal gepflegt und gesund bleibt.

SCHLUSSKAPITEL: ZUSAMMENFASSUNG UND AUSBLICK

Einführung

Im Laufe dieses Buches haben wir die grundlegenden Aspekte der Hautpflege ausführlich untersucht. Von den unterschiedlichen Hauttypen und deren speziellen Bedürfnissen über die Struktur und Funktionen der Haut bis hin zu spezifischen Pflegepraktiken und professionellen Behandlungen haben wir eine umfassende Anleitung zur Erhaltung einer gesunden und strahlenden Haut zusammengestellt. Dieses Schlusskapitel fasst die wichtigsten Erkenntnisse zusammen und bietet einen Ausblick auf die nächsten Schritte für eine nachhaltige Hautpflege.

Verständnis der Hauttypen und deren Pflege

Zu Beginn haben wir die verschiedenen Hauttypen – normale, trockene, fettige und Mischhaut – sowie deren spezifische Pflegebedürfnisse detailliert beschrieben. Wir haben Methoden zur Bestimmung des eigenen Hauttyps und die Bedeutung einer korrekten Diagnose hervorgehoben. Jede Haut ist einzigartig, und eine maßgeschneiderte Pflege ist der Schlüssel zu optimalen Ergebnissen.

Struktur und Funktionen der Haut

Ein tiefes Verständnis der Hautstruktur und ihrer Funktionen ist essenziell für die Entwicklung einer effektiven Hautpflegeroutine. Wir haben die drei Hauptschichten der Haut – Epidermis, Dermis und Hypodermis – und deren jeweilige Funktionen erläutert. Zudem haben wir die wichtigen Rollen der Haut bei Schutz, Temperaturregulierung, Schmerz- und Reizwahrnehmung sowie der Synthese von Vitamin D beleuchtet.

Grundlagen der Hautpflege

In den Kapiteln zur täglichen Hautpflege haben wir die essenziellen Schritte wie Reinigung, Peeling, Feuchtigkeitspflege und Sonnenschutz besprochen. Jeder dieser Schritte spielt eine entscheidende Rolle bei der Erhaltung einer gesunden Haut. Die Bedeutung der Verwendung geeigneter Produkte für den jeweiligen Hauttyp und die Notwendigkeit einer konsequenten Routine wurden hervorgehoben.

Umgang mit spezifischen Hautproblemen

Spezifische Hautprobleme wie Akne, vorzeitige Hautalterung und empfindliche Haut erfordern gezielte Pflege und Behandlung. Wir haben die Ursachen dieser Probleme, präventive Maßnahmen und empfohlene Behandlungen detailliert beschrieben. Eine frühzeitige und konsequente Pflege kann helfen, diese Herausforderungen erfolgreich zu bewältigen.

Natürliche Produkte und DIY-Rezepte

Der Trend zu natürlichen Hautpflegeprodukten und selbstgemachten Rezepten wurde ebenfalls behandelt. Wir haben die Vorteile natürlicher Inhaltsstoffe und deren spezifische Wirkungen auf die Haut besprochen. DIY-Rezepte für Masken, Toner und Peelings bieten eine kostengünstige und effektive Möglichkeit, die Haut zu pflegen.

Ernährung und Hautgesundheit

Die Bedeutung einer ausgewogenen Ernährung für die Hautgesundheit kann nicht genug betont werden. Wichtige Nährstoffe, die die Haut nähren, sowie Lebensmittel, die vermieden werden sollten, wurden ausführlich behandelt. Eine gesunde Ernährung unterstützt die Haut von innen heraus und trägt zur allgemeinen Gesundheit bei.

Stress und Haut

Stress hat erhebliche Auswirkungen auf die Hautgesundheit. Wir haben die sichtbaren Symptome von stressbedingten Hautproblemen und Techniken zur Stressbewältigung besprochen. Ein ganzheitlicher Ansatz, der sowohl körperliche als auch geistige Gesundheit fördert, ist entscheidend für eine strahlende Haut.

Pflege in verschiedenen Lebensphasen

Die Hautpflegebedürfnisse ändern sich im Laufe des Lebens. Wir haben spezifische Pflegeempfehlungen für die Jugend, die 20er und 30er Jahre sowie für die Haut ab den 40ern und darüber hinaus gegeben. Jede Lebensphase erfordert angepasste Pflegepraktiken, um den Herausforderungen der Hautalterung entgegenzuwirken und die Haut gesund zu erhalten.

Professionelle Behandlungen

Professionelle Hautbehandlungen bieten tiefere und intensivere Ergebnisse als die häusliche Pflege. Wir haben verschiedene Arten von Behandlungen wie Gesichtsbehandlungen, chemische Peelings und Mikrodermabrasion sowie deren Vorteile und

Vorsichtsmaßnahmen detailliert beschrieben. Die Wahl eines qualifizierten Fachmanns und das Verständnis der Behandlungsabläufe sind entscheidend für den Erfolg dieser Behandlungen.

Auswahl eines Fachmanns

Die Auswahl eines geeigneten Hautpflegespezialisten erfordert sorgfältige Überlegung. Qualifikationen, Erfahrung, Ruf und Kommunikationsfähigkeiten sind wichtige Auswahlkriterien. Eine gründliche Beratung und transparente Kommunikation tragen dazu bei, die besten Ergebnisse zu erzielen und die Hautgesundheit zu optimieren.

Abschließende Gedanken und Ausblick

Eine nachhaltige Hautpflege erfordert Engagement und Konsequenz. Die in diesem Buch vorgestellten Strategien und Empfehlungen bieten eine solide Grundlage für die Pflege und Erhaltung einer gesunden, strahlenden Haut. Es ist wichtig, sich der individuellen Bedürfnisse der Haut bewusst zu sein und die Pflegepraktiken entsprechend anzupassen.

Zukunft der Hautpflege

Die Hautpflege entwickelt sich ständig weiter, und neue Forschungsergebnisse und Technologien bieten kontinuierlich verbesserte Lösungen. Bleiben Sie informiert über aktuelle Entwicklungen und passen Sie Ihre Hautpflegeroutine an, um die bestmöglichen Ergebnisse zu erzielen.

Zusammenfassung

Die Pflege der Haut ist eine lebenslange Verpflichtung, die mit Wissen, Geduld und Konsequenz belohnt wird. Indem Sie die in diesem Buch vorgestellten Prinzipien und Techniken anwenden, können Sie die Gesundheit und das Aussehen Ihrer Haut optimieren und langfristig erhalten. Ihre Haut ist ein Spiegel Ihrer allgemeinen Gesundheit und Ihres Wohlbefindens – pflegen Sie sie gut.

BONUS 1

DIY-Hautpflege-Rezepte

DIY-Hautpflege-Rezepte sind eine großartige Möglichkeit, natürliche und frische Zutaten zu verwenden, die leicht verfügbar sind, um die Haut gesund und strahlend zu halten. Hier sind einige einfache und schnelle Rezepte, die Sie zu Hause ausprobieren können:

1. Feuchtigkeitsspendende Maske mit Honig und Joghurt

Zutaten:

- 2 Esslöffel Naturjoghurt
- 1 Esslöffel Honig

Anleitung:

1. Mischen Sie den Joghurt und den Honig in einer Schüssel, bis eine homogene Paste entsteht.
2. Tragen Sie die Maske auf das gereinigte Gesicht auf und vermeiden Sie dabei die Augenpartie.
3. Lassen Sie die Maske 15-20 Minuten einwirken.
4. Mit warmem Wasser abspülen und trocken tupfen.

Vorteile:

- Honig hat antibakterielle und feuchtigkeitsspendende Eigenschaften.
- Joghurt peelt sanft und nährt die Haut.

2. Peeling mit Kaffeesatz

Zutaten:

- 3 Esslöffel Kaffeesatz
- 1 Esslöffel Kokosöl
- 1 Esslöffel brauner Zucker

Anleitung:

1. Mischen Sie alle Zutaten in einer Schüssel.
2. Tragen Sie das Peeling auf die feuchte Haut in kreisenden Bewegungen auf.
3. Massieren Sie sanft für 2-3 Minuten.
4. Mit warmem Wasser abspülen und eine Feuchtigkeitscreme auftragen.

Vorteile:

- Kaffeesatz peelt und verbessert die Durchblutung.
- Kokosöl spendet Feuchtigkeit und nährt die Haut.
- Brauner Zucker entfernt abgestorbene Hautzellen.

3. Erfrischendes Gurken-Tonic

Zutaten:

- 1 Gurke
- 2 Esslöffel Rosenwasser

Anleitung:

1. Pürieren Sie die Gurke, bis ein glatter Saft entsteht.

2. Filtern Sie den Saft durch ein feines Sieb, um feste Rückstände zu entfernen.

3. Mischen Sie den Gurkensaft mit dem Rosenwasser.

4. Füllen Sie das Tonic in eine saubere Sprühflasche.

5. Sprühen Sie das Tonic nach der Reinigung auf das Gesicht und lassen Sie es an der Luft trocknen.

Vorteile:

- Gurke hat kühlende und beruhigende Eigenschaften.

- Rosenwasser tonisiert und spendet Feuchtigkeit.

4. Reinigende Maske mit grüner Tonerde

Zutaten:

- 2 Esslöffel grüne Tonerde

- 1 Esslöffel Apfelessig

- 1 Esslöffel Wasser

Anleitung:

1. Mischen Sie die grüne Tonerde mit dem Apfelessig und dem Wasser, bis eine glatte Paste entsteht.

2. Tragen Sie die Maske auf das Gesicht auf und vermeiden Sie die Augenpartie.

3. Lassen Sie die Maske 10-15 Minuten einwirken, bis sie getrocknet ist.

4. Mit warmem Wasser abspülen und trocken tupfen.

Vorteile:

- Grüne Tonerde absorbiert überschüssigen Talg und reinigt die Poren.

- Apfelessig stellt den pH-Wert der Haut wieder her.

Fazit

DIY-Rezepte sind einfach zuzubereiten und können an die spezifischen Bedürfnisse Ihrer Haut angepasst werden. Experimentieren Sie mit diesen natürlichen Zutaten und entdecken Sie die Vorteile einer gesunden und strahlenden Haut.

BONUS 2

Ernährungsleitfaden für gesunde Haut

Gesunde und strahlende Haut beginnt von innen. Was wir essen, beeinflusst direkt die Gesundheit unserer Haut. Dieser Leitfaden bietet einen wöchentlichen Ernährungsplan mit Rezepten und spezifischen Lebensmitteln, die die Gesundheit der Haut fördern. Eine Ernährung, die reich an essenziellen Nährstoffen ist, kann helfen, das Hautbild zu verbessern, Hautprobleme zu verhindern und den Alterungsprozess zu verlangsamen.

Montag

Frühstück: Grüner Smoothie

- **Zutaten:** Spinat, Banane, Avocado, Mandelmilch, Chiasamen

- **Vorteile:** Reich an Antioxidantien, Vitamin A und C, gesunden Fetten

Mittagessen: Quinoa-Salat mit Gemüse

- **Zutaten:** Quinoa, Paprika, Gurken, Tomaten, Avocado, Olivenöl

- **Vorteile:** Proteine, Ballaststoffe, Vitamine und Mineralien

Abendessen: Gebackener Lachs mit Spargel

- **Zutaten:** Lachsfilet, Spargel, Zitrone, Olivenöl

- **Vorteile:** Omega-3, Proteine, Antioxidantien

Dienstag

Frühstück: Haferflocken mit Beeren

- **Zutaten:** Haferflocken, Mandelmilch, Heidelbeeren, Himbeeren, Honig
- **Vorteile:** Ballaststoffe, Antioxidantien, Vitamine

Mittagessen: Linsensuppe

- **Zutaten:** Linsen, Karotten, Sellerie, Zwiebel, Knoblauch, Tomaten
- **Vorteile:** Pflanzliche Proteine, Ballaststoffe, Eisen

Abendessen: Gegrilltes Hähnchen mit gemischtem Gemüse

- **Zutaten:** Hähnchenbrust, Zucchini, Paprika, Karotten, Olivenöl
- **Vorteile:** Mageres Protein, Vitamine, Mineralien

Mittwoch

Frühstück: Griechischer Joghurt mit Honig und Nüssen

- **Zutaten:** Griechischer Joghurt, Honig, Nüsse, Leinsamen
- **Vorteile:** Probiotika, Proteine, gesunde Fette

Mittagessen: Wrap mit Pute und Avocado

- **Zutaten:** Vollkorn-Tortilla, Pute, Avocado, Salat, Tomaten

- **Vorteile:** Mageres Protein, Ballaststoffe, gesunde Fette

Abendessen: Tofu-Gemüse-Pfanne

- **Zutaten:** Tofu, Brokkoli, Paprika, Karotten, Sojasauce

- **Vorteile:** Pflanzliche Proteine, Vitamine, Antioxidantien

Donnerstag

Frühstück: Hafermehl-Pfannkuchen

- **Zutaten:** Hafermehl, Banane, Eier, Zimt

- **Vorteile:** Ballaststoffe, Proteine, Vitamine

Mittagessen: Spinat-Erdbeer-Salat

- **Zutaten:** Spinat, Erdbeeren, Nüsse, Ziegenkäse, Balsamico-Essig

- **Vorteile:** Antioxidantien, Vitamine, gesunde Fette

Abendessen: Gebackener Kabeljau mit Süßkartoffeln

- **Zutaten:** Kabeljaufilet, Süßkartoffeln, Rosmarin, Olivenöl

- **Vorteile:** Mageres Protein, Vitamine A und C, Antioxidantien

<u>Freitag</u>

Frühstück: Chia-Pudding mit Mango

- **Zutaten:** Chiasamen, Kokosmilch, Mango, Honig
- **Vorteile:** Ballaststoffe, Omega-3, Vitamine

Mittagessen: Pilzrisotto

- **Zutaten:** Vollkornreis, Pilze, Gemüsebrühe, Parmesan
- **Vorteile:** Ballaststoffe, Proteine, Vitamine

Abendessen: Gegrillte Garnelen mit Gemüse

- **Zutaten:** Garnelen, Zucchini, Paprika, Knoblauch, Olivenöl
- **Vorteile:** Mageres Protein, Omega-3, Antioxidantien

<u>Samstag</u>

Frühstück: Vollkorntoast mit Avocado und Eiern

- **Zutaten:** Vollkornbrot, Avocado, Eier, schwarzer Pfeffer
- **Vorteile:** Ballaststoffe, Proteine, gesunde Fette

Mittagessen: Vollkornpasta mit Tomaten und Basilikum

- **Zutaten:** Vollkornpasta, Kirschtomaten, Basilikum, Olivenöl
- **Vorteile:** Ballaststoffe, Antioxidantien, Vitamine

Abendessen: Kichererbsensalat mit Gemüse

- **Zutaten:** Kichererbsen, Karotten, Gurken, Paprika, Olivenöl
- **Vorteile:** Pflanzliche Proteine, Ballaststoffe, Vitamine

Sonntag

Frühstück: Fruchtsmoothie

- **Zutaten:** Erdbeeren, Banane, Orange, Leinsamen, Joghurt
- **Vorteile:** Vitamine, Ballaststoffe, Probiotika

Mittagessen: Hähnchen-Curry mit Basmati-Reis

- **Zutaten:** Hähnchenbrust, Kokosmilch, Curry, Basmati-Reis
- **Vorteile:** Mageres Protein, Antioxidantien, Vitamine

Abendessen: Gemüseeintopf

- **Zutaten:** Bohnen, Karotten, Zucchini, Spinat, Gemüsebrühe
- **Vorteile:** Ballaststoffe, pflanzliche Proteine, Vitamine

Fazit

Eine ausgewogene Ernährung, die reich an Obst, Gemüse, magerem Protein und gesunden Fetten ist, kann die Gesundheit Ihrer Haut erheblich verbessern. Dieser wöchentliche Ernährungsplan ist nur ein Ausgangspunkt; passen Sie ihn gerne an Ihre persönlichen Vorlieben und

Bedürfnisse an. Eine gute Ernährung, kombiniert mit einer angemessenen Hautpflegeroutine, hilft Ihnen dabei, eine gesunde und strahlende Haut zu erreichen und zu erhalten.

Dankeswort

Herzlichen Dank, dass Sie „Das Geheimnis Perfekter Haut: Der umfassende Leitfaden für Hautpflege und persönliches Wohlbefinden" gelesen haben. Ihre Gesundheit und Zufriedenheit liegen uns am Herzen, und wir hoffen, dass dieses Buch Ihnen wertvolle Einblicke und hilfreiche Tipps bieten konnte.

Wenn Ihnen dieses Buch gefallen hat und Sie von den Inhalten profitieren konnten, würden wir uns sehr über Ihre Rückmeldung auf Amazon freuen. Ihre Meinung ist uns wichtig und hilft anderen Lesern, die richtige Entscheidung zu treffen. Bitte nehmen Sie sich einen Moment Zeit, um Ihre Gedanken und Erfahrungen zu teilen.

Vielen Dank für Ihre Unterstützung und Ihr Vertrauen!

Herzlichst,

Gennifer Red